Worlitschek

Original Säure-Basen-Haushalt

Dr. med. Michael Worlitschek

Original Säure-Basen-Haushalt

Wie Sie Ihren Körper wirkungsvoll entsäuern

Haug

Bibliografische Information der Deutschen Bibliothek
Die Deutsche Bibliothek verzeichnet diese Publikation in der Deutschen Nationalbibliografie; detaillierte bibliografische Daten sind im Internet über http://dnb.ddb.de abrufbar

Programmplanung: Dr. Elvira Weißmann-Orzlowski
Bearbeitung: Sabine Seifert · Satz/Grafik/Lektorat
Umschlagfotos: Fridhelm Volk
Umschlaggestaltung: Cyclus · Visuelle Kommunikation, Stuttgart
Satz: Sabine Seifert · Satz/Grafik/Lektorat
Druck und Verarbeitung: Druckhaus Beltz, Hemsbach

ISBN 3-8304-2167-2 1 2 3 4 5

Inhalt

Vorwort zur 4. Auflage

Seit nunmehr 20 Jahren beschäftigt mich der Säure-Basen-Haushalt in meiner täglichen ärztlichen Tätigkeit. Viele Patienten mit vielen Schicksalen habe ich in dieser Zeit begleiten können. Erstaunlicherweise ließen sich fast regelmäßig bei Beschwerden und Krankheiten auch immer Übersäuerungszustände im Blut oder Urin feststellen. Es war natürlich nie die schwere Azidose (Übersäuerung) – diese bedarf meist einer intensivmedizinischen Behandlung –, sondern immer die latente Azidose, die Verminderung der basischen Pufferkapazitäten. Es war aber auch immer wieder zu beobachten, wie sich mit der Linderung von Beschwerden auch die Pufferkapazitäten wieder normalisierten, der „Basenvorrat" konnte wieder aufgefüllt werden.

Es ist erfreulich, dass eine weitere Auflage notwendig geworden ist. Ich bekomme immer wieder Anrufe von Patienten, die sich „symbolisch" durch die Fallschilderungen angesprochen fühlen. In vielen Fällen konnten diese Betroffenen auch durch Anregungen ihre Beschwerden lindern oder ganz verlieren. Es ist auch für mich immer wieder erstaunlich, wie durch einfache Ernährungsumstellungen oder durch Einnahme von basischen Nahrungsergänzungsmitteln diese Veränderungen möglich sind.

Ein besonderes Beispiel möchte ich hier nennen: Eine Patientin suchte Rat bei mir. Sie ernährte sich nur noch von 3–4 Tafeln Schokolade in der Nacht, tagsüber hatte sie keinen Hunger. Hier lag ein Suchtverhalten vor und zugleich eine biochemische Verschiebung. Sie bekam den Rat, bewusst tagsüber kleine Mahlzeiten zu essen, und abends sogar eine „kleine, süße Mahlzeit". Innerhalb von 6 Wochen war die

Patientin von ihrer Sucht befreit, sie brauchte abends nur noch ein Brot, bestrichen mit einer Schokocreme.

Es kommen auch immer wieder Nachfragen bezüglich verschiedener Wertigkeiten von Nahrungsmitteln in unterschiedlichen Tabellen. Dabei geht es meistens um Genussmittel, die teils sauer, teils basisch eingeordnet sind. Dabei ist entscheidend, aus welchem Anbau diese Nahrungsmittel kommen und wie die Lagerung bis zum Verbrauch war. Aber: Von diesen Nüssen oder Oliven ernähren wir uns nicht, sondern die Grundlage soll eine gute Mischung von Obst, Gemüse und Eiweiss sein.

In dieser Auflage wurden die Nahrungsmittel bezüglich ihrer potenziellen (möglichen) Säurebelastung der Niere beurteilt. Dies ist wissenschaftlich genauer als nur eine Einschätzung nach dem Gehalt an Mineralien oder Aminosäuren vorzunehmen, wie dies ein Pionier der Säure-Basen-Forschung, Ragnar Berg 1920 gemacht hatte.

Es ist auch kein Nahrungsmittel verboten! Auch der Genuss ist erlaubt – ist sehr, sehr menschlich! Aber die Mengen können vom Kopf aus gesteuert werden!

Allen Lesern wünsche ich eine gute Gesundheit im ausgewogenen Säure-Basen-Haushalt. Und: Es gibt viele Krankheiten, aber nur eine Gesundheit! Und diese sollen Sie sich erhalten.

Waldkirchen, April 2004

Dr. med. *Michael Worlitschek*

Allgemeinarzt
Naturheilverfahren

Vorwort zur 1. Auflage

Von der sauren Erde, vom Waldsterben, von der Umweltbelastung spricht schon fast jeder. Was verbirgt sich eigentlich dahinter? Es sind biochemische Zusammenhänge, die ihre Grundlage im Zusammenspiel von Säuren und Basen haben. In der Intensivmedizin sind diese Tatsachen wohl bekannt. Die Alltagsmedizin befasst sich mit diesem Problem jedoch kaum.

Auf die Frage nach der richtigen Ernährung bekommt der Patient oft gesagt: „Du darfst alles essen, was dir schmeckt!" Dies ist sogar richtig, aber es kommt auf das „Wie und Wie viel" an. Vieles ist unklar, sogar mancher Therapeut weiß keine Antwort. Das von mir gleichfalls im K.F. Haug Verlag erschienene Fachbuch „Praxis des Säure-Basen-Haushaltes" konnte bereits in zweiter Auflage erscheinen. Gespräche mit Kollegen zeigten mir, dass dieser Thematik großes Interesse entgegengebracht wird. Aus diesen Erfahrungen ist die vorliegende Schrift für Patienten entstanden; es soll eine einfache Antwort auf ein oft schwierig erscheinendes Thema versucht werden.

Es ist mein Anliegen, Sie mit einfachen Lebens- und Ernährungsregeln vertraut zu machen, damit Sie in Ihrem jeweiligen Lebensbereich bewusst einkaufen und sich versorgen können.

Das Wort Natriumbicarbonat wird oft vorkommen, es ist ein Stoff, der natürlicherweise im Körper gebildet wird. Bei einer zusätzlichen Einnahme wird deshalb die Natur nachgeahmt, wenn der Körper aus verschiedenen Gründen daran verarmt ist.

Vielen Patienten konnten schon durch das Herausführen aus der chronischen Säurebe- und -überlastung geholfen werden; so soll dieses Wissen auch Ihnen Erleichterung bringen, wenn bisherige Heilmaßnahmen nicht geholfen haben.

Waldkirchen, 1994

Dr. med. *Michael Worlitschek*

Allgemeinarzt
Naturheilverfahren

Kleiner Exkurs in die Biochemie

Um den Säure-Basen-Haushalt verständlich zu machen, müssen wir eine allgemeine Messgrundlage benutzen. In der Medizin und der Chemie wird dazu die pH-Skala angewandt:

0 1 2 3 4 5 6 7 8 9 10 11 12 13 14

sauer neutral basisch

Mit dieser pH-Skala kann nun der Grad oder die Stärke einer Säure festgelegt werden. Diese Stärke wird bestimmt durch die Fähigkeit einer chemischen Verbindung, Wasserstoffionen (H+) abzuspalten. Bei der Skalenbreite von 0–14 ist 7 der Neutralpunkt. Je stärker eine Säure ist, umso kleiner wird der pH-Wert sein. Von 7–14 ist der Basenbereich, je höher, desto mehr Basen stehen zur Verfügung.

Vereinfachte Darstellung von Säuren: Säuren sind chemische Verbindungen, die sauer reagieren und Wasserstoff (H) enthalten. Vereinfachte Darstellung von Basen. Basen sind chemische Verbindungen, die basisch reagieren und eine Hydroxylgruppe (OH) enthalten.

Säuren und Basen verhalten sich also gegensätzlich, es müssen aber beide als Wechselspieler im Organismus vorhanden sein. Wichtig ist: Treffen ein Säuremolekül und ein Basenmolekül zusammen, so entsteht ein neutrales Salzmolekül, das dem Körper nicht mehr schaden und problemlos ausgeschieden werden kann.

Als häufig vorkommendes Salz soll das Kochsalz, das Natriumchlorid, als Beispiel genannt werden. Chlor für sich ist ein äußerst aggressives, saures Molekül; in Verbindung aber mit dem basischen Molekül Natrium entsteht eine ungefährliche Salzverbindung, die der Körper dringlich braucht. Wir sehen hier eine bedeutsame Wechselbeziehung, die nicht oft genug betont werden kann. Diese Wechselbeziehung gibt es auch in der Natur: Tag und Nacht, Ebbe und Flut, Wärme und Kälte, und eben auch Säuren und Basen.

Bedeutsam ist die Tatsache, dass bei der pH-Messskala ein logarithmischer Zusammenhang besteht. Dies bedeutet, dass bei einem Sprung von pH 7 zu pH 6 die Wasserstoffionen nicht um +1 zunehmen, sondern um den Faktor 10.

Das menschliche Blut hat einen Normal-pH-Wert von 7,34–7,45, der im Extremfall von 7,3 bis 7,8 schwanken kann. Hier ist eine entscheidende Tatsache zu sehen: Der Mensch lebt in einem basischen Bereich und scheint daraus seine Lebenskraft zu schöpfen! Unter und über den Extrem-pH-Werten ist ein Leben nicht mehr möglich.

Ausschlaggebend bei einem gemessenen pH-Wert ist aber die Pufferkapazität, d. h. die Möglichkeit, im Stoffwechsel entstandene oder durch die Nahrung aufgenommene Säuremoleküle durch Puffermechanismen „abpuffern“, vorübergehend aufsaugen zu können. Sonst würden sich diese pH-Werte ständig drastisch verändern. Daraus muss gefolgert werden, dass diese Puffersysteme „gepflegt“ werden müssen, um einen ideal arbeitenden Stoffwechsel zu erhalten. Findet diese „Pflege“ nicht statt, muss der Körper auf eingelagertes Puffermaterial zurückgreifen.

Zu den „sauren“ Mineralien zählen Schwefel, Phosphor, Chlor, Jod und Silizium, währen die „basischen“ Gegenspieler hauptsächlich Natrium, Kalium, Calcium, Magnesium und Eisen sind.

Die genannten Mineralien, man kann sie auch Entsäuerungsmineralien nennen, sind normale Bestandteile einer natürlichen Kost. Sie müssen im gesamten Körper, in jeder Zelle anwesend sein, weil sie laufend für Neutralisierungsvorgänge notwendig sind. Bei vielen Menschen haben sich jedoch diese Mineralien verringert, wie wir noch sehen werden.

Bei einer wissenschaftlichen Tagung brachte es Prof. Bässler (Stoffwechselexperte) auf den Punkt: „*Defizite an Calcium, Magnesium, Kalium oder Natrium bringen den physiologischen Erregungsablauf durcheinander, Magnesium- und Calciumverluste verändern die Muskelkontraktion, Eisenmangel verschlechtert Sauerstofftransport und zelluläre Atmung, niedrige Magnesium- und Eisenspiegel behindern die Energieversorgung ...*"

Das Säure-Basen-Gleichgewicht ist Voraussetzung für alle anderen Funktionen. Es ist die Basis für alle Lebensvorgänge im ganzen Organismus und die Grundvoraussetzung für eine gute Gesundheit und die Kraft, im Krankheitsfall rasch wieder zu gesunden.

Spaziergang durch den menschlichen Körper

In diesem Abschnitt möchte ich Ihnen die wichtigsten Organfunktionen aufzeigen, damit Sie das Rüstzeug für das nächste Kapitel bekommen.

Ein wichtiger Vorgang findet ständig in unseren Körperzellen statt, von denen wir ca. 100 Billionen haben. In jeder dieser Zellen entsteht bei der Energiegewinnung Kohlensäure. Diese Kohlensäure ist eigentlich eine recht aggressive Säure, die aber sofort von Puffermaterial abgefangen wird – wenn es in ausreichender Menge zur Verfügung steht. Dies ist jedoch nicht immer der Fall; außerdem gibt es oft lange Transportwege, auf denen die gebildeten „Schlackenstoffe" abtransportiert werden müssen, lange Wege, auf denen leicht etwas „hängen bleiben" kann.

● Verdauungsorgane

Bei der Beschäftigung mit der Ernährung werden wir sehen, dass die zugeführte Nahrung noch lange nicht die Ernährung darstellt. Der österreichische Arzt Dr. Franz Xaver Mayr (1875–1965) hatte die Menschen intensiv beobachtet und herausgefunden, dass viele Krankheiten ihre eigentliche Ursache in krankhaften Verdauungsabläufen haben. Dabei ließen sich bereits entstandene Krankheiten durch Heilung der Verdauungsabläufe bessern oder auskurieren. Von ihm stammt der Kernsatz der Ernährung:

Ernährung ⟷ Nahrung x Verdauungskraft

Ernährung ist also nicht direkt mit der zugeführten Energie (Nahrungsmittel) gleichzusetzen, sondern sie ist eine Funktion der Verdauungskraft, d. h. der Art und Weise, wie eine Nahrung zu der Essenszeit von den Verdauungsorganen verarbeitet werden kann. Und diese Verdauungskraft ist nicht nur abhängig vom Funktionieren der Verdauungsorgane, sondern vom ganzen Menschen, insbesondere vom Nervensystem. Die Verdauung ist ein Mechanismus, der vom unbewusst arbeitenden Nervensystem gesteuert wird. In dieses Nervensystem greifen alle negativen Einflüsse ein – Ärger, Stress, Hetze, allgemeines Unwohlsein.

Der Volksmund hat so manches Sprichwort geprägt: „Es liegt mir wie ein Stein im Magen", „dem läuft die Galle über". Medizinisch kann dies mit der oben genannten Formel erklärt werden. Die wichtigsten Ernährungsfehler können Sie im Abschnitt Ernährungsumstellung (s. S. 43) nachlesen.

Es ist wichtig, sich diese Zusammenhänge zu verdeutlichen; so mancher wird dann wohl sagen: „Ja, jetzt ist mir klar geworden, warum ich damals plötzlich Bauchschmerzen hatte und wie ich einige Zeit danach meine Rückenschmerzen bekam."

Jeder mag schon einmal Sodbrennen verspürt haben. Woher kommt aber dies?

Der Magen hat in seinem Mittelteil die Belegzellen, die die zur Verdauung notwendige Salzsäure bilden. In einer biochemisch wichtigen Reaktion wird aus Kochsalz, Kohlensäure und Wasser Salzsäure und Natriumbicarbonat gebildet. Die Salzsäure geht in das Mageninnere, während das Natriumbicarbonat über den Blutweg abtransportiert wird. Der Säureforscher Sander hat dies schon erklärt:

„Die entstehende Flut von Natriumbicarbonat, die sofort ins Blut übergeht, würde zur schwerwiegenden Alkalose führen, wenn nicht die basenliebenden Organe – Leber, Gallenblase, Bauchspeicheldrüse, Dünndarmdrüsen – diese Basenflut aufnehmen würden. Wenn diese Organe mehr Basen zur Verdauung benötigen, muss der Magen mehr Natriumbicarbonat herstellen, zugleich entsteht aber eine übermäßige Salzsäureproduktion. Diese macht sich im Symptom ‚Sodbrennen' bemerkbar."

Die basenliebenden Organe sind: Speicheldrüsen des Mundes, Leber, Gallenblase, Bauchspeicheldrüse, Drüsen des Zwölffingerdarms und Drüsen des Dünn- und Dickdarms. Dabei werden innerhalb von 24 Stunden folgende Säftemengen gebildet:

- 1,5 Liter Speichel pH-Wert: Nicht unter 6,3
- 2,5 Liter Magensaft pH-Wert: 1–2
- 0,5–1,5 Liter Galle pH-Wert: 7,5–8,8
- 0,7 Liter Bauchspeichel pH-Wert: 7,5–8,8
- 3 Liter Darmdrüsensaft pH-Wert: 7,5–8,8

Nach dem Magen gelangt der Speisebrei in den Zwölffingerdarm und weiter in den Dünndarm. Im Idealzustand herrscht eine Harmonie zwischen den Verdauungssäften und den notwendigen Darmbakterien, es besteht eine Symbiose. Normalerweise wird der Speisebrei im Dünndarm mithilfe der Verdauungssäfte problemlos verarbeitet. Der Dünndarm selbst ist frei von Bakterien, erst im Dickdarm besteht eine körpereigene Bakterienflora. Aber durch chronische Störungen kann es zu einem Aufsteigen der Bakterien kommen, auch zum Auftreten von Candida-Pilzen. So ist einer krankhaften Gärung im Dünndarm jetzt die Möglichkeit geboten, der Darm stellt gewissermaßen einen Gärbottich dar. Es kommt zur Bildung von Fuselalkoholen, die Schwindel wie bei einer

Trunkenheit hervorrufen. Die Candida-Pilze sind schon fast zu einer Volksseuche geworden, Näheres hierzu ist in dem im Literaturverzeichnis aufgeführten Buch von Markus nachzulesen.

Die Darmzotten sind klüger als ihr menschlicher Besitzer: Sie verweigern die Aufnahme von Säuren. Daher kann nach einer säurereichen Mahlzeit Durchfall auftreten. Die Darmzotten schalten beim Auftreten der starken Säuren ab, und so verlässt der Stuhl uneingedickt den Darm.

Im Alltag tritt häufig Durchfall auf, vor allem nach Festtagen. Wenn man überlegt, was an Festtagen an sauren Lebensmitteln und was alles durcheinander gegessen wird, so bleiben als Endresultat nur Säuren übrig. Denken Sie auch an einen Kindergeburtstag! Es ist dann sinnvoller, den Darm zu entleeren, als ein Medikament zu nehmen, das die Darmtätigkeit blockiert. Ein Durchfallgeschehen ist im Grunde ein Notventil, um den ganzen Körper vor erheblicher Allgemeinerkrankung zu schützen. Über die Selbstvergiftung vom Darm aus wurde schon relativ früh von Pirlet wissenschaftlich gearbeitet. Bei Rheumaerkrankungen wird heute bereits eine Entstehungsursache im Darm diskutiert.

Ich hoffe, die Gärung ausführlich dargestellt zu haben. Statt der geordneten Verwertung eines guten Lebensmittels kann eine krankhafte Gärung mit all ihren Nachteilen entstehen. Schon F.X. Mayr sprach zu seiner Karlsbader Zeit (1920–1935), als unter anderem Adenauer bei ihm zur Kur war, *„von dem großen Bauch als Quelle der Säure im Blut“*.

Lokale Darmstörungen haben auch Auswirkungen auf die sie umgebenden anatomischen Gebilde. So können Nervenreizungen auftreten, die sich nach außen fortbreiten und dann Rückenschmerzen oder einen Hexenschuss verursachen.

Ein indisches Sprichwort sagt: „Du sollst deinen After genauso pflegen wie deinen Mund." In unserer verklemmten Zeit ist dies ein befremdender Satz, aber die Zahl der Enddarmkarzinome spricht eine deutliche Sprache. Stuhlgang haben heißt noch lange nicht, dass alles ausgeschieden wird, was nicht mehr in den Darm hineingehört.

Die Aufgaben des Blutes

„Blut ist ein besonderer Saft." Das Blut ist ein Transportorgan für Nähr- und Abfallstoffe und für den Säure-Basen-Haushalt ein wichtiges Puffersystem, besonders hinsichtlich des Bicarbonats. Die Regulierung geschieht über die Organe Lunge und Niere.

Eine wichtige Funktion des Körpers ist es ja, sein Blut als Transportmedium so rein wie möglich zu halten, das heißt, ansteigende Säurekonzentrationen abzupuffern. Zugleich werden die Säuren auf den Transportwegen jedoch „abgestellt".

Die Aufgabe der Nieren

Die Nieren sind das Zentralorgan der Säureausscheidung, es stehen dafür fünf Mechanismen zur Verfügung. Daraus ist ihre Wichtigkeit abzuleiten. Die Nieren können sehr viel leisten, aber auch sie müssen regeneriert werden, um sich nicht zu erschöpfen. Die zunehmende Zahl der chronisch Nierenkranken spricht für eine permanente Überforderung dieses Organs.

Die Lunge als Regulator

Die in den Zellen gebildete Kohlensäure wurde an das Puffersystem des Blutes gebunden und kann nun in der Lunge wieder zurückgewandelt und abgeatmet werden. Deshalb ist eine gute Atemtechnik so wichtig, weil so mehr Kohlensäure abgeatmet und frischer Sauerstoff aufgenommen wird.

Die Leber als biochemisches Zentrum

Nach neueren Untersuchungen ist auch die Leber ein wesentliches Organ im Säure-Basen-Geschehen. Sie hat also ihren Namen „Chemische Fabrik des Körpers" nicht zu Unrecht.

Das Bindegewebe als Säurespeicher

Es ist das große Verdienst von Pischinger, das System der Grundregulation des Bindegewebes entdeckt zu haben. Dieses System ist die Funktionseinheit der Gefäßendstrombahn, der Bindegewebszellen und der nervösen Endbahnen. Das gemeinsame Wirkfeld ist die Flüssigkeit, die die Zellen umspült, Lymphgefäße und Lymphknoten sind dabei angeschlossen. Es handelt sich um das größte den Organismus ganzheitlich durchziehende System.

Zum Thema „Was versteht man unter Stoffwechselschlacken" hat sich Prof. Pirlet, der ehemalige Ordinarius für Physiotherapie in Frankfurt, wie folgt geäußert:

„Schlacke ist das Abfallprodukt bei der Verbrennung von Kohle. Hochofen-Schlacke ist der Abfall beim Erzschmelzen. In übertragenem Sinne sind Körperschlacken die ausscheidungspflichtigen Zwischen- und Endprodukte des Stoffwechsels. Bei der bakteriellen Zersetzung

unverdauter Nahrungsstoffe entstehen teilweise hochgiftige Stoffe, deren Giftwirkung auf Zellen, die Leber, das Blut, die Nerven, das Immunsystem, das Fortpflanzungssystem übergehen kann. Überreichlich zugeführte Nahrung muss ebenfalls irgendwo eingelagert werden, das Bindegewebe verschlackt. Beim Muskel- und Knochengewebe sind lange Saftspalten beim Abtransport von Schlacken zu überwinden, die Einschlackung als Wegbereiter der Arthrose beginnt schon in frühen Jahren.“

Einteilung der Übersäuerungszustände

Zur Übersicht über den Schweregrad der Übersäuerung dient folgende Stadieneinteilung:

- **Idealzustand:** Im Idealzustand, bei dem das Blut im Säure-Basen-Gleichgewicht und auch im Gewebe noch nichts Krankhaftes festzustellen ist, befindet sich eigentlich nur der frisch geborene Säugling, der einen völlig unbelasteten Schwangerschaftsverlauf hinter sich hat.
- **Unterschwellige Übersäuerung:** Dieser Zustand ist für die meisten bereits Alltag, es besteht eine Minderung der Pufferbasen im Blut ohne pH-Veränderung.
- **Akute Übersäuerung:** ein Patient mit einer akuten Infektion ist beispielsweise in einem akuten Übersäuerungszustand. Die Ausscheidungsorgane (Nieren, Darm, Atemwege) arbeiten auf Hochtouren, um durch Entzündungen, Katarrhe, Fieber und andere Ausscheidungsvorgänge (Erbrechen, Durchfall, Harnflut) Gifte auszuscheiden.
- **Chronische Übersäuerung:** Diese Erscheinungsform liegt beispielsweise beim chronischen Rheumapatienten vor. Abbaukrankheiten sind hier zu finden oder werden noch von diesem Stadium ausgehen. In der Langzeitbeobach-

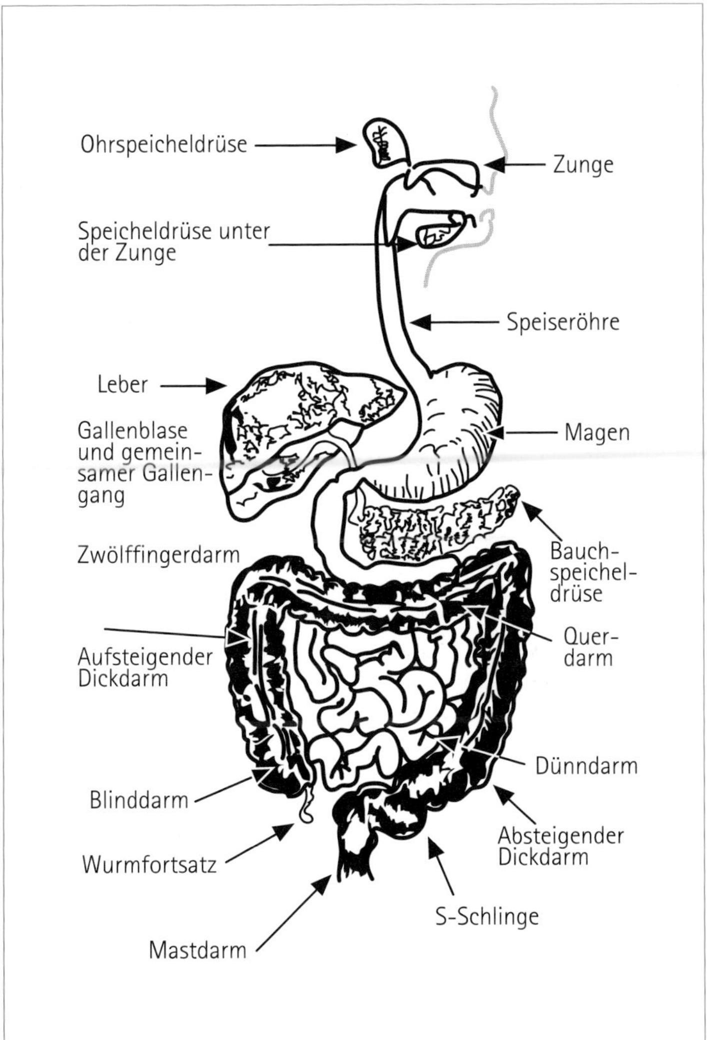

Organe, die an den Verdauungsvorgängen beteiligt sind.

tung zeigt sich leider sehr deutlich, dass der Mensch zwar viel an Reserven mitbekommen hat, sich aber auch die stärksten Reserven erschöpfen können. Es wird dann „aus heiterem Himmel“ eine lebensbedrohende Krankheit festgestellt, die auf dem Boden einer unterschwelligen Übersäuerung vorbereitet und durch einen kleinen Anlass ausgelöst wurde.

Wechselwirkungen im Säure-Basen-Haushalt

Der bekannte Säureforscher Friedrich Sander hatte in seinem Lehrbuch „Der Säure-Basen-Haushalt des menschlichen Organismus“ (erschienen im Hippokrates-Verlag 1953) bereits die verschiedenen Wechselwirkungen herausgestellt, die sich täglich aufs Neue bestätigen und die wichtige Zahnradfunktion untermauern.

- Die Zufuhr von Säuren und Basen über die Nahrung,
- die Bildung von normalen Stoffwechselausscheidungsprodukten,
- die Bildung von krankhaften Stoffwechselausscheidungsprodukten,
- die Ausscheidung von Säuren und Basen über Niere und Darm,
- die Ausscheidung von Kohlensäure über die Lunge,
- die stoffwechselangepasste Bildung von Salzsäure und Natriumhydrogencarbonat im Magen,
- die Beschaffenheit und das Fassungsvermögen der Depots für Säuren und Basen,
- die Regulation all dieser Funktionen und Organtätigkeiten.

Aus diesem Zusammenspiel ergeben sich Beeinflussungen jeder Zelle und jedes Organs. Tabelle 1 zeigt eindrucksvoll, wie ein saurer Stoffwechsel die Gesundheit verändern kann, und wie ein basischer Stoffwechsel (dies entspricht dann einer Entsäuerungsphase) den Normalzustand wieder herbeiführen kann. Erklärt werden muss noch Sympathikus und Parasympathikus. Diese beiden Nervensysteme gehören zu unserem unbewussten Nerven-Steuerungssystem. Der Sym-

Tab. 1: Wechselwirkungen im Säure-Basen-Haushalt

	Saurer Stoffwechsel	Basischer Stoffwechsel
Vegetative Nerven	Sympathikus erregt	Parasympathikus erregt
Temperatur	Fieberanstieg	Fieberabfall
Blutdruck	erhöht	erniedrigt
Blutzucker	erhöht	erniedrigt
Stoffwechsel	Anstieg	Abfall
Schlaf	Wachsein	Müdigkeit
Entzündung	erhöht	vermindert
Lymphgewebe	vermehrt	vermindert
Strahlenempfindlichkeit	erhöht	vermindert
Leistungsfähigkeit	rasche Ermüdung	große Ausdauer
Stimmung	oft gedrückt	oft gehoben
Gefäße	enggestellt	weitgestellt
Histamin = Allergiebereitschaft	aktiv	gebunden

pathikus ist der Anteil, der auf alle Veränderungen um uns herum reagiert, er ist der „Stressmanager“, der „Flucht, Angriff und Abwehr“ organisieren muss. Der Parasympathikus ist dagegen das genaue Gegenteil, auch der Gegenspieler des Sympathikus genannt. Er ist der beruhigende Anteil, er regelt die Verdauung, er baut Körperkräfte wieder auf. Und die Beruhigung ist entscheidend abhängig vom Vorhandensein basischer Mineralstoffe. Die Verdauung beruhigt sich, dadurch erfolgt eine Beseitigung von Fehlverdauung, die meist Säuren bildet, und die wichtige, erholsame Funktion des Schlafes kann dem Menschen wieder zu einer „normalen = besseren“ Gesundheit verhelfen.

Säure frisst Löcher in die Gesundheit

So wie die Säure einen Rostfleck am Auto bewirkt, fressen die überschüssigen Säuren Löcher in unsere Gesundheit.

Ragnar Berg (Säure-Basen-Forscher) hat sich schon vor über 70 Jahren mit der Übersäuerung befasst und schrieb damals: *„Dabei wird die Alkalisierung des Blutes ein bestimmtes Maß nicht überschreiten, weil mit der Nahrung immer wieder neue Säuren zugeführt werden und auch die ausgeschiedene Salzsäure wieder resorbiert wird. Wir müssen annehmen, dass dem Blut tatsächlich noch eine bisher nicht erwähnte Regulationsvorrichtung zu Gebote steht. Das Blut hat also die in Überschuss aufgenommenen Säuren, die nicht durch die Nieren oder durch den Darm entfernt werden konnten, irgendwo vorläufig deponiert.“*

Die Ärztin Anna Martens schrieb 1923 in ihrem Büchlein „Ernährungskuren für Kranke (Hygiea Verlag, Trogen/ Schweiz) auch schon über Säurekrankheiten, deren Behandlung mittels der Nahrung und über die Wichtigkeit der Natronverbindungen für das Unschädlichmachen der Kohlensäure, welche ein sehr giftiges Endzersetzungsprodukt darstellt.

Ein Sauerstoffmangel im Gewebe führt zur vermehrten Bildung von Stoffwechselprodukten, meist eben Säuren, und dadurch zur Entstehung einer lokalen Stoffwechselübersäuerung. Diese örtliche Säurekonzentration ruft dann mehr oder weniger starke Schmerzen hervor. Diese Tatsachen finden sich in einem Chirurgielehrbuch aus meiner Studentenzeit; leider werden sie jedoch bei der heutigen Schmerzbekämpfung nicht mehr beachtet.

Ursachen der Stoffwechselübersäuerung

- Innere Ursachen:

  chronische Darmgärung bei falscher Essweise, Säurebildung bei Hunger und Fieber, Zuckerkrankheit, Alkoholkonsum, chronische Nierenschwäche, allgemeiner Sauerstoffmangel bei Herzschwäche, schwere körperliche Belastungen und Vergiftungen, örtlicher Sauerstoffmangel bei Durchblutungsstörungen, Cortisontherapie, Kaliummangel.

- Äußere Ursachen:

  falsche Ernährung mit zu hohem Fleischanteil, verkehrte Zubereitung, Mangel an Frischkost und fehlende Flüssigkeitszufuhr.

Wo können sich nun diese Übersäuerungszustände auswirken? Die Antwort ist einfach: an jeder Zelle oder jedem Organ im Körper! Eine Entsäuerungstherapie ist immer angezeigt; je nach dem Grad einer bereits bestehenden anatomischen Veränderung kann sich eine Krankheit ganz oder teilweise zurückbilden. Die allgemeine Erfahrung ist, dass sich die Lebensqualität auf jeden Fall merklich und nachhaltig bessern lässt.

Wichtig ist, dass die Fließfähigkeit des Blutes durch die Übersäuerung wesentlich herabgesetzt wird, dadurch verschlechtert sich die Versorgung in den feinen Gefäßabschnitten.

Eine weitere bedeutende Tatsache wurde bei einer sportmedizinischen Untersuchung festgestellt: Die Regulation des Säuregehalts im Blut weist die stärkste Abnahme seiner Leistungsfähigkeit im Verlauf des Alterungsprozesses auf.

Erkrankungen des Magen-Darm-Bereichs

Die Diagnosen chronische Magenschleimhautentzündung, Magen- und Zwölffingerdarmgeschwüre und Reizdarm sind weit verbreitet. Medikamente der klassischen Medizin bringen oft nur Scheinerfolge.

Praxisbeispiel

55-jährige Patientin, chronische Verstopfung, seit 4 Monaten Entzündung der Dickdarmschleimhaut, will keine weiteren chemischen Medikamente einnehmen; bei der Untersuchung bereits ausgeprägter Übersäuerungszustand im Blut. Ernährungsumstellung, Basenzufuhr. In kurzer Zeit Stuhlregulierung und Abnahme der Schmerzen im Dickdarmbereich.

Bei diesen Erkrankungen möchte ich darauf hinweisen, dass der Patient zur aktiven Mitarbeit bereit sein muss!

„Wenn du nicht bereit bist, dein Leben zu ändern, kann dir nicht geholfen werden.“

Hippokrates (460–377 v. Chr.)

Genauso positiv können sich die Umstellungen selbst bei schweren Lebererkrankungen auswirken. Die Leber ist ein Organ, das durch eine biochemische Belebung viel von seiner Leistungsfähigkeit zurückerhalten kann.

Herz-Kreislauf-Erkrankungen

Schon F. X. Mayr konnte Patienten mit Atemnot, Herzklopfen und Herzschmerzen durch die Darmreinigungskur mit Erfolg behandeln. In der allgemeinmedizinischen Praxis sind diese Beschwerden häufig anzutreffen, ebenso Herzrhythmusstörungen, niedriger Blutdruck, und oftmals wird die Diagnose „vegetative Dystonie“ gestellt. Diese Diagnose bedeutet nichts anderes als eine Fehlspannung des vegetativen Nervensystems.

Vielen Patienten konnte schon allein durch eine Entsäuerung geholfen werden. Bevor auf chemische Mittel mit entsprechenden Nebenwirkungen zurückgegriffen wird, sollte erst eine Mineralstoffmischung mit Kalium und Magnesium ausprobiert werden, daneben eine intensive allgemeine Entsäuerung.

Beschwerden aufgrund von Durchblutungsstörungen im Gehirn sind ebenfalls sehr häufig. Wir wissen bereits, dass übersäuertes Blut zäh fließt und in feine Gefäßbezirke nicht mehr genügend einfließen kann. Im Gehirn führt dies zu Benommenheit bis hin zum Schlaganfall.

Praxisbeispiel

90-jähriger Patient klagt über Kopfdruck, Benommenheit, beginnende geistige Ausfälle. Einnahme von 3 x 5 Bullrich Vital Basentabletten. Relativ rascher Beschwerderückgang, geistig wieder völlige Klarheit.

Ähnliches gilt für Durchblutungsstörungen im Ohr; der Hörsturz wird schon zu einer Modekrankheit. Nachteilige Blutveränderungen können sich im Innenohr mit den feinen anatomischen Gebilden katastrophal auswirken. Bei ersten Anzeichen mit Druck im Ohr oder Ohrensausen ist intensive Entsäuerung und Basenzufuhr angezeigt. Meist waren es in meiner Praxis Patientinnen, denen ich so helfen konnte.

Auch die Migräne möchte ich hier mit einordnen. Migränebehandlung im Sinne der Entsäuerung ist eine dankbare Aufgabe. Die Mitarbeit des Patienten vorausgesetzt, gibt es eine sehr hohe Erfolgsquote.

Orthopädische Erkrankungen

Die Zahl der Wirbelsäulenerkrankungen mit unklaren Schmerzen in Armen und Beinen hat in den letzten Jahren erheblich zugenommen. Auch die dadurch bedingte Zahl der ausgefallenen Arbeitstage ist gestiegen.

Nach Wendt, einem weiteren bekannten Säureforscher, ist die Eiweißspeicherung und die Lymphstauung als Ursache für den Schmerz des Weichteilrheumatikers anzusehen, wobei die Diagnose Weichteilrheuma eine Zusammenfassung für Erkrankungen im Weichteilgewebe ist. Der Körper hat in der Harnsäureablagerung im Gewebe eine wichtige Möglichkeit, sich überschüssiger Harnsäure zu entledigen, wenn sie nicht über die Nieren ausgeschieden werden kann. Besteht aber bereits eine saure Stoffwechsellage, so kann die Harnsäure noch schlechter ausgeschieden werden und belastet so den Körper umso mehr.

Oft ist es dann ein kalter Luftzug oder eine schnelle Bewegung, und plötzlich ist ein heftiger Schmerz im Kreuz zu spüren: Hexenschuss! Der Luftzug oder die schnelle Bewegung sind also nur ein Auslöser für den Schmerz. So müssen Sie in Zukunft Ihren Wirbelsäulenschmerz sehen und selbst aktiv daran mitarbeiten, dass die eigentliche Ursache, die Gewebeübersäuerung, wieder abgebaut wird.

Praxisbeispiel

Fabrikarbeiterin, 57 Jahre, immer wieder Wirbelsäulenbeschwerden bei Muskelverhärtungen, traurige Verstimmungen, Schwindelzustände, häufige Blasenentzündungen. Eine Blutuntersuchung ergibt hochgradige Schwächezustände im Pufferverhalten im Blut und Mineralmangelzustände in den Zellen. Die Therapie erfolgt mit Basentabletten, Ernährungsumstellung, insbesondere Weglassen von Zucker- und Weißmehlprodukten, Massagetherapie. Nach zwei Monaten Wohlergehen, die Wirbelsäulenbeschwerden sind völlig abgeklungen, Muskelknoten nicht mehr tastbar, wieder frischer Lebensmut.

Auch die Osteoporose nimmt derzeit einen großen Stellenwert bei den orthopädischen Erkrankungen ein. Verschiedenste Heilungsvorschläge wurden in der Vergangenheit ausprobiert, keiner war der „Stein der Weisen". Dabei beginnt diese Krankheit schon lange vor ihrem Ausbruch oder ihrer Feststellung. Schon in jungen Jahren ist die Ernährung mineralstoffarm, das „Calciumräuber-Quartett" Alkohol-Nikotin-Koffein-Zucker verrichtet seine unheilvolle Arbeit. Es zeigt sich immer wieder, dass der heutige Mensch sich wesentlich mehr Mineralstoffe zuführen muss. Zum einen verbraucht der Disstress-Patient mehr davon, zum anderen sind mehr Mineralstoffe notwendig, um einen stoffwechselblockierten Organismus wieder in Gang zu bringen.

Fehlt das Mineral Calcium bereits in jungen Jahren, kommt es zu einer mangelhaften Knochenbildung. Wird dann nicht bewusst mehr Calcium zugeführt, sei es durch eine bewusste Ernährung oder als Medikament, bleibt das „Calciumkonto“ im Minus. Späterer Mineralstoffmangel führt dann zu einer Beschleunigung der Abbauprozesse im Skelettsystem.

Warum aber ist bei der Osteoporoseentstehung die Frau in der Postmenopause „bevorzugt“? Aus der Sicht des Säure-Basen-Haushalts soll hier eine Antwort gegeben werden.

Nach der Homotoxinlehre von Reckeweg werden mit der Mensesblutung der Frau Homotoxine (körpereigene Giftstoffe) ausgeschieden.

Durch die fehlende Mensesblutung nach den Wechseljahren werden die Homotoxine, das sind vorwiegend Säuren, im Körper zurückgehalten. Diese Säuren müssen jetzt vermehrt gepuffert werden. Puffermaterial fehlt im fließenden Blut, es wird auf „Reservematerial“ zurückgegriffen, Calcium wird aus den Knochen herausgelöst, der Raubbau beginnt.

Notelovitz und Ware beschreiben in ihrem Buch „Aufrecht bis ins hohe Alter“, dass vegetarisch lebende Menschen kräftigere Knochen haben als solche, die fleischreiche Nahrung zu sich nehmen. Sie verlieren im Alter weniger Knochensubstanz, und es kommt bei ihnen weniger häufig zu Osteoporose. Weiterhin beschreiben die Autoren, dass sich dieser Unterschied auch im Säuregehalt erklären lässt. Vegetarische Nahrung hat bekanntermaßen einen geringen Säuregehalt, eher einen Basenüberschuss, während Fleischnahrung einen hohen Säuregehalt aufweist.

Aus ganzheitlicher Sicht ist die Osteoporose der Endzustand eines lebenslänglichen Kampfes des Körpers, sein Blut im Säure-Basen-Gleichgewicht zu halten, selbst auf Kosten des Abbaus tragenden Körpermaterials.

Es muss deshalb klar sein, dass schon von Kindesbeinen an eine vollwertige, abwechslungsreiche und vitalstoffreiche Ernährung erforderlich ist. Außerdem soll immer auf Bewegung geachtet werden, weil dadurch Reize auf das Knochenwachstum ausgeübt werden.

Hauterkrankungen

Die Allergien nehmen derzeit beinahe erschreckend zu. Neben der Vererbung ist eine ganze Reihe äußerer Gründe dafür verantwortlich, wenn Sie eine allergische Bindehautentzündung, Asthma, Heuschnupfen oder eine allergische Hauterkrankung bekommen.

Folgende Tatsachen können die Ursache für die Auslösung einer allergischen Reaktion sein:

- Passivrauchen
- Schadstoffe in der Atemluft
- Entzündungen
- vermehrter Kontakt
- gleichzeitiges Einwirken vieler reizender Stoffe
- Durchlässigkeit der Darmwände für ungenügend abgebaute Nahrungsmittel.

Der letzte Punkt ist für die Betrachtung der Hauterkrankungen aus ganzheitlicher Sicht wesentlich. Welches Darmsystem ist wirklich ganz gesund, hat noch nie mit irgendwelchen Entzündungen zu tun gehabt, hat nie die Darmflora durch irgendein Antibiotikum zerstört bekommen?

Nach meiner Erfahrung wird deshalb eine rein lokale Behandlung nur in ganz seltenen Fällen zur Heilung einer Hautkrankheit führen. Erst die Einbeziehung des Darms, des

Immunsystems, des Mineralhaushalts und eben auch des Säure-Basen-Haushalts wird einen nachhaltigen Therapieerfolg erbringen.

Ein alter medizinischer Spruch lautet: „Die Haut ist der Spiegel der inneren Organe." Dieser Spruch steht somit vollgültig in unserer Zeit. Die Haut wird auch oft als die dritte Niere des Menschen bezeichnet. Bei einer Unterfunktion der Ausscheidung von Schadstoffen über die Nieren sucht der Körper einen Notbehelf, um sich dieser Stoffe zu entledigen. Schon am Körpergeruch eines Menschen ist dies festzustellen. Die Bedeutung des schon genannten Grundgewebes als Mülldeponie des Körpers ist hier entscheidend wichtig.

Aus dem Gewebezustand der Haut lassen sich ganzheitliche Rückschlüsse auf eine Übersäuerung ziehen. Wichtig ist die Hautfarbe, die Art, wie die Haut auf Hautreize reagiert, die Spannung der Haut, ob die Haare kräftig wachsen oder schon ausfallen, wie die Nägel beschaffen sind, wie die Lippen sich darstellen und wie die Zunge ausschaut.

Nierenerkrankungen

Auf die entscheidende Funktion der Niere im Säure-Basen-Haushalt habe ich schon hingewiesen. Es ist jedoch wichtig zu wissen, dass die Niere bei zunehmender Übersäuerung immer weniger ausscheiden kann. Ich habe schon erlebt, dass allein durch die Zufuhr von Basentabletten Beinödeme zurückgegangen sind.

Im Laufe der Jahre konnte ich verschiedene Patienten vor einer Dialyse (Nierenwäsche) beobachten und blutchemisch messen. Es waren immer Übersäuerungszustände festzustellen.

Praxisbeispiel

Hausfrau, 74 Jahre, 1983 Aufdeckung einer Schrumpfniere rechts und einer verminderten Nierenfunktion links. Über die Jahre hinweg Behandlung im Säure-Basen-Gleichgewicht. Bei verminderter Einnahme von Basentabletten nahmen Beschwerden zu, gleichzeitig veränderten sich die Blutwerte nachteilig. 1994 musste sie wegen Herzschwäche in stationäre Behandlung, sie starb dann an plötzlichem Herzversagen. Eine Nierenwäsche (die natürlich lebensrettend ist, aber auch vom Patienten manche Strapaze abverlangt) über mehrere Jahre ist ihr sicher erspart geblieben.

Ein weiteres Beispiel der letzten Tage möchte ich anführen: Selbst bei einem Transplantationspatienten, der wegen der Nierenschädigungen durch jahrzehntelange Zuckerkrankheit jahrelang durch Dialyse überleben konnte und dann eine Niere transplantiert bekam, waren Baseninfusionen notwendig und erfolgreich. Durch anstrengende Gartenarbeit war er in einen Erschöpfungszustand geraten, die Blutmessung nach Jörgensen zeigte schwere Verminderung der Pufferreserven. Der Patient hatte Angst, sein Spenderorgan verlieren zu können. Bereits nach der ersten Infusion verlor sich diese Angst und er fühlte sich wieder „normal wohler". Schon früher hatte er auch von der betreuenden Universitätsklinik Natriumhydrogencarbonat-Tabletten verordnet bekommen.

Nerven- und Gemütskrankheiten

Von einem berühmten Nervenarzt stammt der Spruch: „Der Nervenschmerz ist ein Schrei des Nervs nach reinerem Blut." Wenn Sie diesen Satz lesen, müsste Ihnen einleuchten, warum oftmals die reine Schmerzmitteleinnahme nichts gebracht hat und nichts bringen konnte. Denken Sie also in Zukunft daran, wenn ein Nerv wieder zieht, dass Sie grundsätzlich selbst eine Entsäuerung des Körpers in Betracht ziehen!

Der bekannte österreichische Nervenarzt und Nobelpreisträger von 1927, Julius Ritter von Wagner-Jauregg (1857–1940), hatte schon versucht, Nervenerkrankungen mit Heilfieber zu heilen. Er hatte auch auf die äußerst günstige Wirkung von Abführmitteln bei Nervenkrankheiten hingewiesen und Erfolge damit erzielen können.

Praxisbeispiel

Gärtner, 31 Jahre, Zwillingsbruder starb bei Geburt, Atemstillstand während der Geburt – dadurch nachfolgende Behinderung, kam nach erfolgloser stationärer und ambulanter Behandlung. Von Kopf bis Fuß waren Übersäuerungszeichen zu beobachten, stechende Augen, grauschmutzige Hautfarbe, fester Bauch. Die blutchemischen Untersuchungen ergaben trotz eines eingedickten Blutes schwer verminderte Säure-Basen-Werte. Langwierige, aber erfolgreiche Behandlung mit Aderlässen, Darmreinigung, Basentabletten.

Es ist aber auch bekannt, dass negative Gedanken säuern und positive Gedanken basisch ausgleichend wirken. Deshalb ist eine seelische Führung ebenso wichtig.

Schwangerschafts- und Kinderkrankheiten

Eine Schwangerschaft ist ein völlig normaler weiblicher Zustand. Aber oftmals treten von Anfang an Übelkeit und Erbrechen auf. Meine Beobachtungen und Messungen des Säure-Basen-Geschehens deckten auch hier wieder Übersäuerungen auf. Neben Basentabletten konnte ich in schlimmeren Fällen durch entsprechende Infusionen die Beschwerden schnell beseitigen.

Der Volksmund sagt: „Jede Schwangerschaft kostet die Frau einen Zahn.“ So ganz wörtlich ist dies wohl nicht gemeint, aber es kostet einer schwangeren Frau annähernd die Menge Calcium, die einem Zahn entspricht und die das Kind bei der Entwicklung gleichsam an sich reißt. Deshalb sehe ich die vorbeugende Zufuhr von Mineralien während der Schwangerschaft als besonders wichtig an.

Auch bei den Kindern mit ihren Kinderkrankheiten lassen sich immer begleitende Übersäuerungen feststellen.

Allgemeine Feststellung: Entzündungen gehen immer einher mit sauren Stoffwechselvorgängen. Deshalb muss bei einer ganzheitlichen Behandlung der Säure-Basen-Haushalt in der Behandlung einbezogen werden.

Bei Kindern mit Fieber bedeutet dies, dass so rasch wie möglich entsäuert werden muss.

Dabei empfehle ich:

- Trinken von F.X. Mayr Passagesalz zur Darmreinigung
- Baseneinläufe
- Trinken von verdünnten Gemüsesäften oder Basenbrühe
- Kräutertees: Kamille, Fenchel
- Gabe von Basica
- Zum Aufbau Kartoffel- und Gemüsegerichte
- Strenges Verbot von Zuckerlimonaden.

Tumorleiden

Über die Krebskrankheit aus ganzheitlicher Sicht zu schreiben, ist ein eigenes, buchfüllendes Thema. Ich möchte deshalb hier nur meine speziellen Beobachtungen wiedergeben. Schon Waerland, ein bekannter Ernährungsforscher, schrieb vor vielen Jahren: *„Was die fürchterlichste Krankheit, den Krebs, betrifft, so können wir sagen, dass die Übersäuerung eine der Voraussetzungen und Vorstadien dieser Krankheit ist."* Der Krebsforscher Windstosser weist ebenfalls eindringlich auf diese Tatsachen hin.

Im Laufe meiner Praxisjahre konnte ich viele Tumorkranke beobachten und begleiten. Viele schwerwiegende Entgleisungen im Säure-Basen-Haushalt konnten gemessen werden. Die hierbei gemachten Erfahrungen möchte ich Ihnen mitteilen: Die Lebensqualität lässt sich nachhaltig steigern, wenn rechtzeitig eine Entsäuerung in die Behandlung einbezogen wird. Auch die Schmerzbekämpfung wird wesentlich leichter. Dies konnte ich mehrfach erleben. Es muss dann nicht die Gabe von starken Schmerz- und Betäubungsmitteln erhöht werden, im Gegenteil, es reichen oftmals relativ einfache Schmerzmittel aus.

Hörsturz und Ohrgeräusche

In den letzten Jahren nimmt die Zahl der Patienten mit Tinnitus (Ohrgeräusche) und die Zahl der Hörsturzgeschädigten immer mehr zu. Bei Hörsturz besteht die Theorie, dass es möglicherweise zu Störungen der Mikrodurchblutung im Innenohr gekommen ist. Es werden deshalb durchblutungsfördernde Medikamente zur Einnahme verordnet, bzw. zur Einleitungsbehandlung entsprechende Infusionen in der Arztpraxis oder im Krankenhaus gegeben. Das ist sicherlich in manchen Fällen für den Einzelnen hilfreich. Seit Jahren beobachte ich aber Patienten, die mehrere Hörstürze hintereinander hatten, trotz der Einnahme von durchblutungsfördernden Medikamenten. Bei der Blutmessung nach Jörgensen konnte ich ausnahmslos bei allen Patienten mittlere bis schwere Veränderungen der Pufferwerte aufzeigen.

Praxisbeispiel

35-jähriger Mann, Fabrikarbeiter. Nach einem Hörsturz 45 Durchblutungsinfusionen, trotzdem weiterhin unangenehme Ohrgeräusche. Die Blutmessung nach Jörgensen ergab eine beachtliche Verminderung der Pufferwerte, vor allem war der Hinweis auf eine Säurestörung in den Zellen deutlich. Bereits nach drei Baseninfusionen war der Patient beschwerdefrei. In der Folgezeit hatte er verschiedene kleinere Andeutungen eines Rückfalls. Sofortige Einnahme eines Basenpräparates und Baseninfusionen verbesserten sofort wieder sein Befinden.

Es ist interessant, dass sich in früheren Jahren Hals-Nasen-Ohren-Fachärzte schon mit der Übersäuerung beschäftigten und in die Behandlung miteinbezogen. Aktuell wird jedoch die Übersäuerung als unwichtig für dieses Krankheitsproblem abgetan. Nach meiner Überlegung kann die Durchblutung anfangs sicher verbessert werden, aber nach kurzer Zeit ist die mögliche Grenze einer Verbesserung erreicht. Es spielen vielmehr die Stoffwechselverhältnisse eine Rolle. Im Innenohr sind Flimmerhärchen, die die Übertragung der Schallwellen ermöglichen. Blut kommt überall hin, deshalb auch die Säure. Wenn sich Säurekristalle im Fußgelenk ablagern, wird lange nichts geschehen, und der Gichtanfall durch die Harnsäure braucht eine lange Aufbauzeit. Nicht so im Innenohr: Hier können schon feinste Veränderungen des Zellmilieus und der Kristallstrukturen verheerende Folgen auf diese Flimmerhärchen haben, eben dann die Ohrgeräusche oder im schlimmsten Fall ein Hörsturz.

Karies und Amalgamproblematik

Nachdem die Übersäuerung den ganzen Körper betreffen kann, wird sie auch vor der Mundhöhle nicht halt machen. Deshalb wird sich der normale, gesunde Speichel-pH von 6,8–7 auch in untere Bereiche verschieben, nach sauren bzw. säuernden Speisen und Getränken kann es lange dauern, bis sich wieder ein normaler pH-Wert einstellt.

Nach dem Zahnarzt Schöttl ist deshalb Karies kein reines Putzproblem, wie es meist dargestellt wird. Er sieht folgende Ursachen: Säureüberschuss im Organismus, gestörtes Mundmilieu mit falschem pH-Wert und bakterieller Fehlbesiedlung. Deshalb ist die Ernährung des Kindes schon entscheidend, um durch Weglassen oder zumindest durch Verringerung von Süßigkeiten den Säureüberschuss auch schon beim Kind zu verringern und einer bakteriellen Fehlbesiedlung keinen Vorschub zu leisten.

Ein anderes immer wichtiger werdendes Problem ist das „Amalgam in aller Munde". Von der Verarbeitung her war es den Zahnärzten ein geschätztes Material, langlebig, kostengünstig. Immer mehr zeigt sich aber das Schwermetallproblem Quecksilber und der Metallzusätze im Amalgam. Sicherlich, viele Menschen haben eine sehr starke Konstitution, die mit ihrem Amalgam keine Schwierigkeiten (noch!) haben. Aber viele Menschen haben diese Konstitution nicht, und bei einer ganzheitlichen Untersuchung eines Patienten können nach der Untersuchung der Mundhöhle mit zahlreichen Amalgamplomben andere körperliche Beschwerden damit in Einklang gebracht werden. Eine kurz- bis mittelfristige Entfernung des Amalgams ist deshalb anzuraten. Und hier ist ein ganz entscheidender kritischer Punkt:

Auch bei diesen Patienten konnten durch die Blutuntersuchungen nach Jörgensen erhebliche Puffermängel aufgedeckt werden. Werden nun Knall auf Fall die Plomben entfernt, so lässt sich trotz sorgfältiger Arbeit des Zahnarztes nicht vermeiden, dass Quecksilbermoleküle als Dampf aufgenommen oder als feiner Abrieb geschluckt werden. Bestehen nun aber Mangelzustände an Mineralien, gleichbedeutend mit einer Übersäuerung, so werden diese Schwermetallmoleküle fälschlicherweise als gute Mineralien aufgenommen und im Organismus eingebaut. Und hier beginnt für manchen Patienten erst ein richtiger Leidensweg. Geschehen kann dieser teuflische Mechanismus auch bei einer überstürzten Amalgamausleitung mit einem Medikament (DMPS). Mehrere junge Frauen schilderten besonders im letzten Jahr ihre Schicksale nach einer zu raschen Amalgamausleitung. Eine Patientin ist von einer zur anderen Ausleitungsinjektion immer kränker und elender geworden. Die Blutmessung ergab fast keine Basenpuffer mehr. Erst nach mehreren Mineral- und Baseninfusionen ließen sich die schlimmsten Beschwerden lindern.

> Meistens bestehen bei Amalgampatienten erhebliche Verminderungen der Pufferkapazitäten. Es ist deshalb dringend anzuraten, Entfernungen von Amalgamplomben oder Amalgamausleitungen erst nach einer Regulierung des Säure-Basen-Haushalts vorzunehmen!

Migräne und Spannungskopfschmerzen

Besonders Frauen sind von dem Krankheitsbild Migräne häufig betroffen, manche können „fast die Uhr danach stellen", wann wieder Schmerzepisoden auftreten. Verschiedene Ursachen werden diskutiert, meist ist es ein Mosaikbild der Entstehung. Spannungskopfschmerzen könnten als milde Form der Migräne bezeichnet werden. Die Erfahrung mit vielen Betroffenen hat jedoch gezeigt, dass auch dabei die chronische Übersäuerung eine entscheidende Rolle spielt.

Allgemeinbemerkungen

Neuere Forschungsergebnisse mit natriumbicarbonathaltigen Heilwässern ergaben eine Verbesserung der Fließfähigkeit des Blutes. Dadurch bleibt die Konzentrationsfähigkeit im Alter weitgehend erhalten. Dieser positive Effekt konnte auch bei einer Untersuchung mit Basentabletten erreicht werden. Es kommt dabei zu einer statistisch gesicherten Senkung des Fibrinogenspiegels. Die Bedeutung der Senkung des Fibrinogenspiegels in unserer Zeit ist entscheidend. Fibrinogen ist die lösliche Vorstufe des Fibrins, das bei der Blutgerinnung eine wichtige Rolle spielt. Fibrinogen wird heute auch als eigenständiger Risikofaktor bei Herzkranzgefäßerkrankungen gewertet. In Untersuchungen an diesen Risikopatienten konnte eine Beziehung zwischen erhöhtem Fibrinogen und späterem Herzinfarkt festgestellt werden. Außerdem besteht zwischen Fibrinogenspiegel und Hirninfarktrisiko eine noch größere negative Beziehung als bei einem Risiko für einen Herzinfarkt.

Bei der wissenschaftlichen Untersuchung von Basentabletten konnte die Stressanpassung, die sich mit den Merkmalen Müdigkeit/Erschöpfung, Schlafstörungen, Konzentrationsstörungen und Abnahme der Merkfähigkeit erfassen lässt, statistisch gesichert verbessert werden. Diese Beschwerden spielen eine große Rolle in der täglichen Allgemeinpraxis, sie beeinträchtigen stark das individuelle Befinden und die Grundgesundheit.

Eine wichtige weitere Tatsache ergab sich bei dieser Untersuchung für die Fettwerte Cholesterin, Triglyceride und HDL. Diese Werte normalisierten sich stärker als bei der Kontrollgruppe. Diese Senkung ist auf die biochemische Leberaktivierung zurückzuführen, da auch die Leber, wie schon erwähnt, eine große Rolle im Säure-Basen-Haushalt spielt.

Vielleicht bin ich nicht ausdrücklich auf die eine oder andere Krankheit eingegangen. Nach meiner Erfahrung ist dies auch nicht notwendig. Haben Sie irgendwelche Beschwerden, so ist eine Entsäuerungsbehandlung immer richtig, um die Grundgesundheit zu heben, die Lebensqualität zu steigern. Bleiben aber Beschwerden unverändert bestehen, so muss ich Sie unbedingt darum bitten, zu einer ärztlichen Untersuchung zu gehen.

Gesundung durch Entsäuerung

1. Ernährungsumstellung

Oft bekomme ich in der täglichen Praxis die Frage gestellt: „Was soll ich denn noch essen? Fettes soll ich meiden, weil mein Cholesterin zu hoch ist, viel Vollkornbrot brauche ich für den Stuhlgang, aber es tut mir oft gar nicht gut, mein Bauch ist dann so voll wie eine Trommel ... Am besten, ich esse wieder wie vorher, da ist es mir noch am besten gegangen."

Lieber Leser, bitte verzweifeln Sie nicht. Ich will Ihnen aus langjähriger Erfahrung in der Ernährungsberatung eine einfache Möglichkeit der gesunden, natürlichen Ernährung aufzeigen. Mein Ziel und mein Wunsch ist es, dass Sie an Ihrem Wohnort bei Ihrem Kaufmann, Bäcker und Metzger bewusst einkaufen lernen. Sie sollen in Zukunft Lebensmittel meiden, die viele Inhaltsstoffe enthalten, die gar nicht notwendig sind, die eigentlich nur zum Haltbarmachen gebraucht werden. Sie sollen auch Lebensmittel aus Ländern meiden, von denen Sie wissen, dass viel gedüngt wird, Schädlingsbekämpfungsmittel oder sogar radioaktive Bestrahlungen zum Haltbarmachen erlaubt sind. Sicherlich, Nahrungsmittel natürlichen Ursprungs sind nicht ganz so „schön"; dieser kleine „Schönheitsfehler" muss in Kauf genommen werden. Von den Allergien wissen wir, dass diese oft von Zusätzen in der Lebensmittelherstellung, von Farbstoffen, von Rückständen der Schädlingsbekämpfungsmittel herrühren können. Wenn wir in Zukunft gesünder leben wollen, müssen wir diese Tatsachen aufnehmen und beim Einkauf den Griff ins Regal richtig steuern. Die geänderte Nachfrage wird den

Kaufmann und dann auch den Erzeuger zum Umdenken zwingen.

„Man gebe dem Kranken keine ausgelaugten, entwerteten, verfeinerten, gebleichten, leicht gefärbten und mit allen erdenklichen Chemikalien haltbar gemachten ‚Sterbemittel', sondern urgesunde und vollwertig naturnahe ‚Lebensmittel', durch die allein die Sonne ihre Strahlen in uns schickt."

Paracelsus Bombastus von Hohenheim (1493–1541)

So manche Ernährungsbewegung ist wie eine Woge durch die Lande gegangen. Viele haben diese oder jene Ernährungsform ausprobiert. Viele sind dann aber auch wieder fast reumütig zu ihrer einstigen Ernährungsart zurückgekehrt, weil sie mit allzu roher oder einseitiger Nahrung physisch und körperlich überfordert waren.

In meiner Praxis verwende ich oft gerne folgende Erklärung: „Mir ist jemand lieber, der voll Genuss seinen Schweinsbraten mit Weißmehlknödel in aller Ruhe verspeist und die Speise wahrlich auskostet, als einer, der sich mit einer vollwertigen Ernährung brüstet und dann sein Vollwertmahl nebenbei achtlos hinunterschlingt."

Es hat sicher schon fast jeder verspürt, dass es ihm nicht gut bekommen ist, wenn er voll Hast aus Heißhunger gegessen hat.

Ein Beispiel aus der Technik

Was nützt es, wenn Sie Ihr schönes Auto mit total verschmutzten Zündkerzen, verklebten Zylindern und altem, verschmutztem Öl mit dem besten Superbenzin betanken? Auch noch so viel Gasgeben wird Ihr Auto nicht schneller werden lassen, wohingegen selbst ein „alter Schlitten" mit neuen Zündkerzen, sauberen Zylindern und frischem Öl und nur mit Normalbenzin eine sehr gute Leistung bringen wird!

Dieses Beispiel kann ich in der Praxis oft auf den Menschen übertragen. Wenn zum Beispiel die reine Rohkost nur relativ wenig Anhänger gefunden hat, so ist dies darauf zurückzuführen, dass sie zwar hinsichtlich der verwendeten Nahrungsmittel vielseitig, seitens der Zubereitung jedoch einseitig ist und deshalb nicht jedermann gefällt und nicht von jedermann vertragen wird!

Auch eine reine Obsternährung kann zwar vorübergehend wunderbar entschlacken, sollte aber ebenfalls nicht zur Dauerernährung werden. Davon abgesehen entstünden Versorgungsprobleme, wenn sich Millionen von Menschen plötzlich nur mit Obst und Südfrüchten allein ernähren wollten. Auch unterschiedliche Motoren brauchen verschiedene Kraftstoffzusammensetzungen.

Rohkosternährung mit Obst und Gemüse ist nur dann gesundheitsfördernd, wenn es gut verstoffwechselt wird. Leichter verdaulich ist gedünstete Pflanzenkost.

Darum haben sich einseitige Ernährungsweisen auch auf Dauer nicht auf breiter Front durchsetzen können.

Bis vor ca. 10 Jahren hat man geglaubt, Vollwerternährung sei eine reine Vollkornernährung. Diese Annahme hat sich aber nicht als richtig erwiesen. Es sind bei manchen Patienten schwere gesundheitliche Schäden aufgetreten, angefangen von starken Blähungen über Abfall des Sauerstoffgehaltes im Blut und Verschlechterung des Blutbildes bis hin zur starken bakteriellen Schädigung des Verdauungstraktes.

Praxisbeispiel

35-jährige Patientin, fanatische Vollkornköstlerin, fühlt sich nicht richtig wohl, klagt aber über keine direkten Beschwerden. Bei einer speziellen Blutmessung ergeben sich erhebliche Hinweise für einen Mineralmangel in der Zelle. Nach einer Umstellung in der Ernährung haben sich diese krankhaften Werte wieder normalisiert und der Patientin geht es jetzt gut.

Vergangenes Jahr hat mir eine 88-jährige Dame geschrieben. Ihr Brief ist für mich bemerkenswert, und ich möchte einige Sätze zitieren, da sie meine Beobachtungen voll bestätigen:

„Der Kampf gegen die Übersäuerung dauert nun schon Jahrzehnte, habe viele Ärzte verschiedener Richtung konsultiert, kaufte viele Bücher, um mir selbst helfen zu können, wovon manche für mich total falsch waren, es dauert Jahre, bis man sich als Laie gewisse Kenntnisse angeeignet hat und auch durch Krebsleiden der eigenen Eltern langsam hinter die Fehler der üblich bürgerlichen Ernährung kam. Auch bei den Eltern war die Übersäuerung zuerst! ... Was nun das Müsli nach Dr. Bruker anbelangt, so nimmt man davon an Gewicht zu, aber es liegt mir oft stundenlang im Magen. Um den Druck loszuwerden, greife ich zu einem Schluck Jägermeister ... Man soll essen wie ein Bauer vor 100 Jahren ... Dr. Mayr wäre entsetzt, wenn er solches hörte. Ich habe mehrere Mayr-Kuren gemacht und stand mit Dr. Mayr in Verbindung ... Auch die Waerlandkost konnte ich nicht vertragen ... Seit 3 Wochen hat sich eine schmerzhafte Kniearthrose zurückgemeldet ... Ich bin Vegetarierin von Kindheit an.“

Eva Kapfelsberger und Udo Vollmer haben in ihrem Buch „Iss und stirb“ die eigentlichen Probleme dargelegt:

„Für Anhänger der Vollwertkost ist das Korn eine Philosophie. Das Vollkorn hat aber Bitterstoffe, um Schaderreger natürlich abwehren zu können. Hauptsächlich ist dies das Phytin. Es bremst die Aufnahme von Mineralstoffen, Spurenelementen und mutmaßlich auch von Vitamin B1. Bei der Keimung wird es verbraucht und es entsteht aus dem Phytin ein B-Vitamin. Das Phytin wird aber auch abgebaut durch eine klassische Sauerteigführung beim Brotbacken.“

Hierin sehe ich die Ursache dafür, dass ein Frischkornbrei auf Dauer nicht vertragen wird, während ein aufgekochter Getreidebrei, als Müsli zubereitet, eine Wohltat für das Magen-Darm-System sein kann. Viele Patienten habe ich mit diesem Brei schon erfolgreich umstellen können.

Rezept für Hafer-Dinkel-Brei:

1–2 Esslöffel Hafer und 1–2 Esslöffel Dinkel (aus biologischem Anbau) in der Mühle frisch schroten oder fertige Haferflocken nehmen, in einen Topf mit 2–3 Tassen kaltem Wasser geben, unter ständigem Rühren kurz aufkochen lassen. Dazu zerkleinertes Frischobst, Rosinen oder Nüsse.

Erstaunlich ist, dass auch schon die alten Griechen Verdauungsbeschwerden gehabt haben müssen, denn sonst hätte Hippokrates, der führende Arzt zu seiner Zeit, nicht sagen können:

„Eure Nahrungsmittel sollen Eure Heilmittel sein, Eure Heilmittel sollen Eure Nahrungsmittel sein.“

Franz Xaver Mayr hat als Darm- und Ernährungsforscher auf die entscheidend wichtigen Kardinalfehler der heutigen Ernährung hingewiesen:

- Es wird zu schnell gegessen!
- Es wird zu viel gegessen!
- Es wird zu oft gegessen!
- Es wird zu schwer gegessen!
- Es wird zu spät gegessen!
- Es wird zu viel Eiweiß gegessen!
- Es wird zu trocken gelebt!
- Es wird ohne Fastenpausen gelebt!

Dabei wäre alles so einfach, wenn Sie, lieber Leser, ein Gebot in Ihrem Leben wirklich beherzigen würden:

Wichtigstes Gebot der Ernährung: gründlichst kauen und einspeicheln!

Viele Ernährungsforscher, die zum Teil gar keine Ärzte sind, also nicht beobachten können, wie sich eine Nahrung auf den Menschen auswirkt, stellen nur die Wirkungen oder die Reinheit eines Lebensmittels heraus. Dabei wissen Sie selbst aus Ihrer Erfahrung oder von Ihren Bekannten, dass manche essen können, ohne dick zu werden, und andere nur ein Stück Kuchen anschauen, und schon ein Kilo mehr auf der Waage haben. Die Ursache ist in folgender Formel zu sehen, sie wurde schon einmal genannt:

Ernährung ⟷ Nahrung x Verdauungskraft

Ernährung ist also nicht direkt gleichzusetzen mit der zugeführten Energie (= Nahrung), sondern sie ist abhängig von der Verarbeitungskraft des Darmsystems. Und dieses Darmsystem kann bestens gepflegt werden durch eine milde Darmreinigungs- und Entsäuerungskur, wie sie im nächsten Kapitel dargestellt wird.

Die Nahrungsmittel können aufgrund ihrer Zusammensetzung (hoher oder niedriger Mineralanteil und Aminosäuregehalt) in basische und saure Nahrungsmittel eingeteilt werden, wie aus den Tabellen zum Basen- und Säureüberschuss zu ersehen ist (siehe S. 52 und 53).

Ragnar Berg hat schon um 1920 darauf hingewiesen, dass die zugeführte Nahrung zu 80 Prozent aus basischen und zu 20 Prozent nur aus sauren Nahrungsmitteln bestehen soll. Diese Faustregel ist heute noch wichtiger, um über die Nahrung im Säure-Basen-Haushalt zu gesunden bzw. sich gesund zu halten.

Faustregel:
80% basische Nahrungsmittel
20% saure Nahrungsmittel

Gewürze

Auch Gewürze haben wegen ihrer Mineralzusammensetzung eine hohe basische Wirkung; entsprechend der Tabelle von Rumler/Schöttl haben sie folgende Werte:

Zimt +57, Lorbeerblätter +54, Mohnsamen +35, weißer Pfeffer +33, Vanille +27, Majoran +22, Dill +22, Zwiebel +21, weißer Senf +21, Kümmel +19, schwarzer Senf +18, schwarzer Pfeffer +17, Paprika +6.

Fleisch und Wurst

Fleisch und Wurst haben wegen der biochemischen Zusammensetzung einen hohen Säuregehalt. Bemerkenswert ist das erfolgreiche Bemühen des niederbayerischen Metzgermeisters Thomas Stärfl*), der Wurst den „Säurestachel" zu ziehen. Er ersetzt tierisches Fett durch leicht verdauliches Pflanzenöl, verwendet keinerlei Phosphat, Nitrat, keinen Emulgator und Stabilisator, dafür viel von den obigen Gewürzen, gibt Zusätze von Getreide und Nüssen und als natürliches Konservierungsmittel die Milchsäure des Kanne-Brottrunks bei. Eine normale Wurst hat einen pH-Wert von 5, während seine Würste einen pH-Wert von ca. 6,5–7 aufweisen. Dadurch besteht eine wesentlich bessere Verträglichkeit; selbst Neurodermitispatienten und Allergiker vertragen diese Produkte.

Brot

Brot ist zwar von seiner Zusammensetzung her (Getreide) ein saures Lebensmittel, aber durch eine saubere Sauerteigführung wird über die Brotgetreidemilchsäure aus dem Brot ein wahrhaft echtes „Mittel zum Leben". Nicht umsonst sagt ein italienisches Sprichwort: „Brot kann denken." Eine russische Volksweisheit ist: „Brot hält den Menschen warm – und nicht der Pelz."

Lieber Leser, die folgende Tabelle 2 zeigt Ihnen die Einordnung in basische, neutrale und saure Lebensmittel. Sie zeigt Ihnen zugleich, wie das Ernährungsverhältnis sein sollte. 80% der Nahrung sollte aus basischen bzw. neutralen Lebensmit-

*) Metzgerei und Naturkost Thomas Stärfl, Schönauer Straße 34, 84307 Eggenfelden

Tab. 2: Zur Säure-Basen-Wertigkeit der Nahrungsmittel (berechnet nach potenzieller Säurebelastung der Niere).

erlaubt	erlaubt	bedingt erlaubt bzw. verboten
80% der Nahrungsmittel sollten basisch	neutral	max. 20% dürfen sauer bzw. säuernd sein
Kartoffeln Obst Gemüse grüne Bohnen Zwiebeln Knoblauch Sojaprodukte Mineralwasser Kräutertees	Öle, kalt gepresst Butter Milch Buttermilch Kefir	Fleisch, Wurst Fisch, Eier Käse, Quark Innereien Getreide Erdnüsse Zucker (weiß, braun) Weißmehl Kaffee Schokolade kohlensäurehaltige Getränke Alkoholika

teln zusammengesetzt sein, 20% dürfen aus der „sauren Abteilung“ sein. Dann wäre ein natürlicher Ausgleich zwischen puffernden Mineralien und Säuren vorhanden.

Tabelle 3 (S. 52) nach Remer/Manz listet die Lebensmittel nach ihrer potenziellen Säurebelastung der Niere auf. Bei dieser Bewertung spielen folgende Faktoren eine Rolle:

- Die chemische Zusammensetzung der Nahrung (Eiweiß-, Chlorid-, Phosphor-, Natrium-, Kalium-, Calcium- und Magnesiumgehalt).

- Die unterschiedliche Aufnahmerate bestimmter Nährstoffe im Darm.
- Die Bildung von Sulfat bei der Verstoffwechslung von schwefelhaltigen Aminosäuren.
- Die Ionenwertigkeit von Calcium und Magnesium.

Und trotzdem kann diese Tabelle für den einzelnen Menschen nur eine Näherung sein, denn Veränderungen der Keimzusammensetzung des Darms können zu unterschiedlichen Störungen der Verdauung führen, die Konstitution spielt eine wichtige Rolle, und die Atmosphäre der Nahrungsaufnahme („Im Stress essen ist Säure pur“, „Das Essen liegt mir wie ein Stein im Magen“).

Tab. 3: Nahrungsmitteltabelle nach Remer/Manz

Basenüberschuss	meq/ 100 mg	Säureüberschuss
Apfelsaft, Bier, Kaffee, Gemüsesäfte, Mineralwasser, Rotwein, Weißwein, Zitronensaft Auberginen, Blumenkohl, Brokkoli, Chicorée, Kartoffeln, Knoblauch, Kopfsalat, Paprika, Pilze, Radieschen, Rosenkohl, Sauerkraut, Sojabohnen, Tomaten, Zucchini, Zwiebeln, grüne Bohnen, Ananas, Äpfel, Birnen, Erdbeeren, Grapefruit, Kirschen, Orangen, Pfirsiche, Melonen, Weintrauben, Zitronen Haselnüsse	1–5	Weizen- u. Roggenbrot, Pumpernickel, Weißbrot, Buchweizen, Mais Reis (geschält) Roggenmehl Eiweiß, Frischkäse Milch, Naturjogurt, Sahne, Weichkäse Erbsen, Linsen Mandeln, Schokolade, Sandkuchen

Tab. 3: Nahrungsmitteltabelle nach Remer/Manz (Fortsetzung)

Basenüberschuss	meq/ 100 mg	Säureüberschuss
Feldsalat, Fenchel, Grünkohl, Kohlrabi, Rucola, Sellerie, schwarze Johannisbeeren, Basilikum, Schnittlauch	5–10	Grahambrot Zwieback Amarant, Cornflakes Hirse, Weizenmehl Nudeln, Spaghetti Spätzle, Hühnerei Bierschinken, Cervelat, Fleischwurst Huhn, Kalb, Lamm, Rind Truthahn Hering, Kabeljaufilet, Lachs, Zander Erdnüsse, Pistazien, Walnüsse
Spinat Petersilie	10–15	Haferflocken Reis (ungeschält) Camembert, Quark Corned beef, Gans, Salami
Feigen getrocknet	15–20	Hartkäse Kaninchen Krabben
Rosinen	20–25	

Anschließend folgt ein Beispiel für die falsche und richtige Kostzusammenstellung (Tab. 4):

Tab. 4: Kostzusammenstellung

Frühstück falsch		**Frühstück richtig**	
Weißgebäck	sauer	Vollkorn-/ Mischbrot	schwach sauer
Margarine	sauer	Butter	neutral
Käse/Wurst	sauer	Fruchtmus	schwach basisch
Konservenpastete	sauer	Quarkaufstrich	schwach basisch
weiches Ei	sauer	Tomate	basisch
Honig als Aufstrich	sauer	Apfel	basisch
Marmelade	sauer	Banane	basisch
Kaffee mit Zucker	stark sauer	Malzkaffee mit Milch	neutral
Mittagessen falsch		**Mittagessen richtig**	
Rindssuppe mit Grießnockerl	stark sauer sauer	Basensuppe	basisch
Rindfleisch Fleisch, gebraten	stark sauer sauer		
Nudeln	sauer	Pellkartoffeln	stark basisch
Salat mit Billigessig und billigem Öl	sauer	Salat mit gutem Essig und Öl	basisch
Torte Eisbecher	sauer sauer	Obstnachspeise	basisch

Das Abendessen sollte leicht und säurearm sein und nicht zu spät eingenommen werden.

Beim Kochen ist es wichtig, auf schonende Zubereitung der Speisen zu achten. Am Beispiel der Kartoffel zeige ich die Verluste von Mineralstoffen auf:

- Gekochte, geschälte Kartoffeln 21%
- Gedämpfte, geschälte Kartoffeln 7%
- Gekochte, ungeschälte Kartoffeln 1,4%
- Gedämpfte, ungeschälte Kartoffeln 0,5%

Beim Kochen der Kartoffeln mit Schale ist es heute bedeutsam geworden, dass ökologisch angebaute Kartoffeln verwendet werden. Denn Schad- und Spritzstoffe sammeln sich unter der Schale – und werden dann mit verzehrt. Im Zweifelsfall deshalb lieber die Kartoffeln schälen und als Salz- oder Kümmelkartoffel kochen. Hier zeigt sich der Kompromiss, der heute immer mehr zwischen ideal und wünschenswert eingegangen werden muss.

Kochbücher für eine gesündere Ernährung gibt es sehr viele; in der Auflistung der weiterführenden Literatur habe ich einige angegeben.

Fazit: Um den Säure-Basen-Haushalt im Gleichgewicht zu halten, darf alles gegessen werden – jedoch muss eine entsprechende Zusammenstellung gewählt sowie auf besondere Stoffwechselprobleme eingegangen werden, und es müssen die Ernährungsregeln beachtet werden!

2. Fasten- und Diätkuren

Viele Fasten- und Diätvorschläge, die Sie in Zeitschriften nachlesen können, lassen überflüssige Pfunde in wenigen Tagen purzeln, weil als erstes reichlich Wasseransammlungen ausgeschieden werden. Wenn es dann an das „Eingemachte" geht, geht es langsamer voran, und es muss ein gehöriges Maß an Motivation zum Weitermachen vorliegen. Es können dann auch Heilreaktionen wie Gichtbeschwerden, Schwindelzustände, Kopfschmerzen und Hämorrhoidenprobleme auftreten. Aus der Sicht des Säure-Basen-Haushaltes sind dies aber akute Säureprobleme!

Vieles verändert sich dabei im Körper: Die Harnsäure steigt an, und durch die losgelösten Säuren aus dem Bindegewebe verschieben sich die Pufferverhältnisse des Säure-Basen-Haushaltes nahezu dramatisch.

> Heilreaktionen müssen nicht sein, wenn bei einer Fastenkur Tee und Mineralwässer getrunken und Basen-Mineralmischungen zugeführt werden!

Aufgrund meiner Erfahrungen kann ich nicht eindringlich genug auf die Ausleitung und Pufferung dieser losgelösten Stoffwechselschlacken hinweisen! Hier zeigt sich die Qualität der Fastenkur. Es genügt also nicht allein, die Kalorienzufuhr zu bremsen. Es muss beachtet werden, dass der Körper sofort beginnt, von seinen eigenen Vorräten zu leben, dadurch aber die innere Biochemie umgestellt und Ausscheidungsvorgänge eingeleitet werden.

Es ist meine Erkenntnis aus Fastenkuren, dass viele Menschen nicht mehr trinken können. Vor allem Frauen schaffen es nicht mehr auf Anhieb, eine Flüssigkeitsmenge von zwei bis drei Liter am Tag zu trinken.

Die Zufuhr von Spülflüssigkeit muss wieder trainiert werden, um den Körper genügend dränieren zu können!

Kuren „stehen" im Allgemeinen, wenn nicht genügend Flüssigkeit oder basische Lebensmittel zugeführt werden. Bei Fleisch im Übermaß wird unweigerlich eine Säurestarre aufgebaut, die gleichbedeutend mit Gewichtsstillstand ist.

Die Ausleitungs- und Ausscheidungsorgane des Menschen sind der Darm, die Nieren die Lungen und die Haut. Sie müssen in einer Fasten-, d.h. Entgiftungszeit bewusst angeregt werden.

Der Darm wird angeregt durch milde Abführlösungen, die Nieren durch genügendes Trinken (2–3 Liter am Tag), die Lungen durch bewusstes Ausatmen und Bewegung, die Haut durch Bürstenmassagen und Schwitzen (Sauna).

In der Fastenzeit wird es auch zur Reinigung der Seele kommen. Die ins Blut gelangten Säuren belasten die Seele sehr stark, und durch die Entgiftung wird der Geist wieder frei, bedrückende Gedanken „verrauchen" durch die Ausatmung der Kohlensäure in der Luft, und es kann oftmals eine Fasteneuphorie ausbrechen. Der Körper und der Geist fühlen sich leicht und frei, und es stehen wieder nicht mehr gekannte Energien zur Verfügung. Diesen Zustand kann jeder bestätigen, der schon einmal eine gut geführte Fastenkur an seinem eigenen Körper erlebt hat.

Nähere Richtlinien zum Fasten finden Sie im Kapitel Fastenkur ab Seite 88. Eine milde, aber doch sehr nachhaltige Gesundungsform ist die milde Darmreinigung im Sinne von F.X. Mayr. Das entscheidende dabei ist das Weglassen der Abendmahlzeit und belastender Nahrungsmittel.

Schon Franz Xaver Mayr hatte die Grundprinzipien seiner Diät herausgestellt:

Schonung – Säuberung – Schulung

- **Schonung** heißt, durch eine Fastenkur oder eine sonstige Intensität wie Milchdiät nach Mayr den Darm vorübergehend zu schonen, damit er sich regenerieren kann. Auch an beliebigen einzelnen Tagen kann der Darm geschont werden, indem zum Beispiel keine Abendmahlzeit eingenommen wird.
- **Säuberung** heißt, morgens nüchtern eine isotonische Bittersalzlösung zu trinken, damit der Darm von dieser Lösung durchspült wird und es zur Anregung der Selbstreinigung kommt.
- **Schulung** heißt, zu einem vernünftigen Essritual zurückzufinden, insbesondere gründlichst zu kauen und langsam zu essen.

Zu diesen „3 S“ möchte ich ein viertes „S“ hinzustellen: **Säureausleitung**.

- Es soll bewusst darauf hingearbeitet werden, Basenstoffe dem Körper zuzuführen, um vorhandene Säuren zu puffern, so aus dem Körper auszuleiten und die Basenvorräte im Körper wieder genügend auffüllen zu können.

In diesem Zusammenhang möchte ich die Besonderheit der F.X. Mayr-Kur unter der Vielzahl der gepriesenen Kuren herausstellen. Eine Mayr-Kur reicht vom Teefasten über die Milch-Semmel-Diät mit und ohne Zulagen bis hin zur Milden Ableitungsdiät. Sie ist keine Standardkur, die für jeden passen soll, sondern aufgrund der ärztlichen Untersuchung wird für jeden Patienten ein individuelles Programm festgelegt. Dadurch erklären sich die besonderen Erfolge dieser Kur!

Statt einer mehrtägigen Fastenkur können Sie auch öfters einen Fastentag zwischendurch einlegen. Wichtig bei beiden Programmen ist das morgendliche Trinken der Bittersalzlösung zur Anregung der Galle und des Darmtraktes.

Neben der „Waldkirchner Basensuppe" (Rezept S. 92), eignet sich zum Fasten auch die folgende Basen-Gemüse-Brühe:

Basen-Gemüse-Brühe

Zutaten:
500–700 g Gemüse (je nach Jahreszeit gemischt, z. B. Karotten, Sellerieknollen, Fenchel, Petersilienwurzel), 1 Knoblauchzehe, 1 Zwiebel, 4 Lorbeerblätter, 3 Gewürznelken, Wacholderbeeren, Muskatnuss, Meersalz

Zubereitung:
Gemüse mit einer Bürste unter fließendem Wasser gut reinigen und zerkleinern, in den Kochtopf geben, mit Wasser aufgießen und ca. 20 Minuten mehr ziehen als kochen lassen. Dann durch ein Sieb passieren. Diese Brühe wird getrunken oder dient als Grundlage für andere Gerichte.

Bei allen Formen des Fastens sollen auf jeden Fall Basentabletten in individueller Dosierung genommen werden. Der Säure-Basen-Zustand des Urins ist dabei ein ausreichend guter Hinweis. Über den Tag werden die Urinausscheidungen mit dem pH-Papier gemessen und notiert. Sind die Werte dabei bei 5 und 6, müssen die Gaben erhöht werden, bei Werten um 7 und höher braucht die Dosierung nicht erhöht werden (siehe auch Kapitel „Empfehlungen für ein gesünderes Leben).

Als Beispiel für einen „Blutreinigungstee“ möchte ich eine in meiner Praxis bewährte Teemischung angeben, die auf alle Ausscheidungswege mild einwirkt.

Blutreinigungstee

Zusammensetzung:
Lindenblüten, Fenchel, Schafgarbe, Gänsefingerkraut, Melisse, Salbei, Zinnkraut zu gleichen Teilen zu 20 Gramm mischen.

Zubereitung:
Für 1 Liter ca. einen gehäuften Teelöffel, 3 Minuten ziehen lassen. Es soll ein „heller“ Tee werden, der nicht als Genussmittel, sondern als Reinigungstee wirken soll.

3. Trinkkuren mit Heilwässern

Mineral- und Heilwässer haben in Deutschland schon von alters her eine große historische Bedeutung. Manche greifen tief in den Säure-Basen-Haushalt ein, was aber meist nicht bekannt ist. Traditionell haben sie einen großen Nutzen bei

Krankheiten, die aus der Sicht des Säure-Basen-Haushaltes erklärt werden können. Stellvertretend für die große Zahl der Heilwässer sollen aus persönlicher Sicht drei Quellen genannt werden:

Adelholzner Primusquelle

Als Kindheitserinnerung habe ich den häufigen Spaziergang bei meinen Großeltern vor Augen, als wir uns mit einer zweckentfremdeten Milchkanne auf den Weg zur Adelholzner Primusquelle machten. Ein kräftiger Strahl floss damals noch aus dem Quellbrunnen und die Abfüllanlagen waren zu dieser Zeit direkt unterhalb in den klösterlichen Gebäuden untergebracht. Inzwischen steht eine moderne Abfüllanlage weiter unten im Tal und der Quellbrunnen fließt nur noch spärlich.

Über 1700 Jahre alt ist die Quelle, die der Legionär und Glaubensbote St. Primus um das Jahr 280 n. Chr. auf seinen Wanderschaften „im Holz des Andio" entdeckt hat. Vielleicht war St. Primus auf seiner langen Wanderung „säureerschöpft", als er sich an der Quelle labte und diese ihm wieder Lebensfrische schenkte. Der Ort wurde berühmt, und 1600 konnten bereits über 150 Gäste aufgenommen werden, 1895 wurde das Wasser dann in den Handel gebracht.

Heilanzeigen werden heute für Gallen-, Blasen-, Nieren-, Magen- und Stoffwechselerkrankungen gegeben.

Das Heilwasser enthält nur relativ kleine Mineralmengen, der Hydrogencarbonatanteil beträgt nur 0,4 Gramm, der Geschmack ist aber sehr ausgewogen und im südlichen Bayern beliebt.

Staatl. Fachingen

Als Medizinstudent in der klinischen Ausbildung habe ich viele Nachtwachen in der Dialyseabteilung im Klinikum Mannheim gemacht. Zu dieser Zeit, vor über 20 Jahren, lernte ich das Heilwasser Staatl. Fachingen kennen. Die Nierenpatienten tranken es mit Selbstverständlichkeit. Damals fiel mir nur der säuerliche Geschmack auf. Erst heute weiß ich aber um die entscheidende biochemische Funktion, besonders im Körper der chronisch Nierenkranken.

Die Fachingen-Quelle liegt im bewaldeten Tal der Lahn nahe der Ortschaft Fachingen. Auch sie war schon den Römern bekannt, wurde aber erst 1746 wieder entdeckt und dann gleich in Steinkrügen verbreitet. Die Quelle ist ein typischer Säuerling, sein Hydrogencarbonatanteil beträgt ca. 1,95 Gramm. Die Heilanzeige besteht vor allem bei vermehrter Magensäurebildung (wie ich aber zeigte, ist dies eine Folge vermehrten Bedarfs an Natriumbicarbonat), und auch bei Magen-, Darm-, Nieren- und Stoffwechselleiden und Mineralstoffmangelzuständen.

Kaiser-Friedrich-Quelle

Während meiner Tätigkeit als Allgemeinarzt beschäftigte ich mich bald intensiv mit dem Magen-Darm-Trakt, da ich das Gedankengut des österreichischen Arztes F. X. Mayr aufgenommen hatte und kam in Kontakt mit dem Gesundheitszentrum Lans bei Innsbruck. Bei Mayr-Kuren werden systematisch Basenmischungen gegeben, um Kurkrisen abzupuffern und den Mineralhaushalt wieder aufzufrischen. Es war deshalb nahe liegend, Mineralwässer einzusetzen, die eine solche Wirkung haben. In dieser Klinik wurde das Heilwasser Kaiser-Friedrich-Quelle wissenschaftlich untersucht. Diese Quelle hat einen Hydrogencarbonatanteil von etwas über 2 Gramm und wurde erst 1888 bei Kühlwasserbohrungen für eine Brauereimaschinenfabrik entdeckt, dafür aber von Kaiser Wilhelm II. feierlich getauft.

Die Ergebnisse waren gegenüber einem gering mineralhaltigen Heilwasser überzeugend: ein sehr günstiger Einfluss auf die Besserung von Gelenk- und Muskelbeschwerden, das heißt, es muss zu einer tiefgreifenden Entschlackung gekommen sein. Weiterhin auffallend war eine Senkung von Bluthochdruckwerten. Auch eine bedeutende Senkung von Fibrinogen, einem Gerinnungsfaktor, der auch bei der Herzinfarktentstehung eine Rolle spielt, war festzustellen.

Kochsalz und Blutdruck

In Zusammenhang mit hohem Blutdruck ist in den vergangenen Jahren vor hohem Kochsalzgenuss (Natriumchlorid) gewarnt worden, zugleich aber ist das Natriumbicarbonat dem gleichgesetzt worden. Von beiden Heilwässern, Staatl. Fachingen und Kaiser-Friedrich-Quelle, liegen Untersuchungen vor, die auf keinen Fall eine Blutdrucksteigerung ergaben, sogar eine Neigung zur Blutdrucksenkung. Salz ist also nicht gleich Salz! Generell ist zu bemerken, dass Kochsalz sparsam verwendet und durch Gewürzkräuter ersetzt werden sollte.

4. Badekuren

Es wird zunächst verwundern, dass auch bei Badekuren schon wieder das Natriumbicarbonat zur Entsäuerung anzutreffen ist. Aber schon von alters her sind bestimmte Thermalquellen bei Rheumapatienten sehr beliebt. Zu den Alltagserkrankungen konnten wir lesen, dass der Weichteilrheumatismus aus biologischer Sicht eine Übersäuerungskrankheit ist. Deshalb ist es fast zwingend, den Nutzen dieser Thermalquellen für die Heilung dieser Erkrankungen einzusetzen.

Wieder möchte ich stellvertretend für viele deutsche Heilbäder zwei Bäder herausgreifen, da ich mit diesen durch Patienten in ständigem Kontakt bin. Dies sind noch sehr junge Heilbäder.

Heilbäder

Anlässlich einer Versuchsbohrung für Erdöl kam heißes Wasser ans Tageslicht. Das Wasser wurde untersucht, die Bedeutung erkannt, eine zweite Quelle wurde im Laufe der Jahre erschlossen. Bad Füssing war entstanden und hat sich in den letzten Jahren zu einem beliebten Kurort entwickelt. Bei der Zusammensetzung der Inhaltsstoffe des Wassers fällt wieder der hohe Anteil des Hydrogencarbonats mit 622 mg (66,5%) auf. Eine ähnliche steile Entwicklung hat Bad Griesbach genommen. 1973 wurden drei bis zu 60 Grad Celsius heiße Thermal-Mineral-Quellen erbohrt. Die Heilanzeigen haben sich aus den Anwendungsbeobachtungen ergeben: chronisch entzündliche rheumatische Erkrankungen, degenerative und deformierende Wirbelsäulenerkrankungen, Weichteilrheumatismus und Zustände nach Operationen und Verletzungen am Bewegungsapparat. Die Wirksubstanz ist neben der Wärme auch hier wieder das Hydrogencarbonat mit einem Anteil von 770 mg (72%). Dieses Heilwasser kann auch als Trinkkur verwendet werden mit den Heilanzeigen Knochenentkalkung und Altersatrophie des Knochenskeletts.

Basenbäder für zu Hause

Nicht jeder hat die Möglichkeit, bei Beschwerden eine Kur in einem solchen Heilbad zu machen. Nutzen Sie Ihr Bad als Heilbad! Machen Sie sich ganz einfach zu Hause selbst ein Basenbad! Lösen Sie ca. 100 Gramm Natriumbicarbonat (z. B. Bullrich-Salz-Pulver) in einem Vollbad auf, baden Sie ca. 1/2 Stunde darin und ruhen anschließend eine Stunde nach. Solch ein Basenbad empfiehlt sich kurmäßig für Rheumatiker, aber auch bei beginnenden Infektionskrankheiten oder allgemeinen Schwächezuständen.

Eine ähnliche Wirkung hat ein Zuckerrübensirupbad. Zuckerrübensirup wirkt basisch durch den hohen Elektrolytanteil. Diese Badeform kommt aus Ungarn und ist dort weit verbreitet. Verwendet werden für ein Bad ca. drei Esslöffel, empfohlen werden drei Bäder in der Woche.

Wie sind nun diese überaus positiven Wirkungen zu erklären? Beim Bindegewebe ist nachzulesen, dass es wie ein Müllplatz Schlacken- und Abfallstoffe aus dem Stoffwechsel speichern kann und muss, da eine völlige Ausscheidung über Nieren, Darm und Lunge meist nicht mehr stattfinden kann. Es wird immer vom Säureschutzmantel der Haut gesprochen; interessant ist aber, dass der Säugling noch einen basischen Haut-pH-Wert hat. Was ist nun normal? Bei einer Tagung „Säure-Basen-Haushalt und Vollwerternährung“ konnte keiner der anwesenden Mediziner eine Antwort darauf geben. Ich meine eher, dass der Säureschutzmantel der Haut ein Entwicklungszustand ist, der jetzt hingenommen werden muss.

Durch das Baden in den Thermalquellen oder im häuslichen Thermalbad wird dieser Säuremantel abgewaschen, es kann Säuresubstanz aus dem Bindegewebe nachströmen, und so kommt es zu einer Verdünnung der schmerzhaften

Säuren. Balneologische Untersuchungen haben aber auch ergeben, dass Inhaltsstoffe aufgenommen werden und in den Kreislauf gelangen können. Dadurch ist sowohl eine lokale als auch eine ganzheitliche Wirkung möglich.

Saunabad

Ergänzend zur Badetherapie möchte ich auch die Möglichkeit der Entsäuerung durch ein Saunabad darstellen. Saunabaden hat großen Nutzen, bedeutet nicht Gewicht vermindern, sondern Entschlackungstherapie, Gefäß- und Immuntraining. Auch hier kann die Entsäuerung des Bindegewebes wesentlich verstärkt werden, wenn vor und nach dem Saunabad Natriumbicarbonat (z. B. als Bullrich Vital Basentabletten oder als Mineraltrunk der genannten Mineralquellen) zugeführt wird.

Die Wirkung ist dann so zu erklären: Der Körper wird ausgedrückt wie ein Schwamm, die zugeführte Flüssigkeit wird begierig aufgenommen, das Natriumbicarbonat oder die Basensalze fluten durch den ganzen Körper und landen schnell auf dem Müllabladeplatz des Körpers. Schweißmessungen bestätigen die Durchflutung des Körpers.

Entsäuerungsbad

Eine besonders stark reinigende und entsäuernde Wirkung hat das Entsäuerungsbad.

Es zielt darauf hin, den Körper über die ganze Haut intensiv zu entgiften, das heißt zu entsäuern, und bei regelmäßiger Anwendung die Entgiftungsfunktion der Haut anzuregen. Am besten wird abends ein Vollbad genommen, Temperatur angenehm um 27 Grad Celsius. Nach 10 Minuten Baden wird der ganze Körper mit viel Seife und mit der Bürste gründlich bearbeitet. Dann bis zum Hals ins Wasser legen und noch 20–40 Minuten liegen bleiben. Heißes Wasser nachfließen lassen, wenn es zu kühl wird. Zum Abschluss wird nochmals der ganze Körper stark eingeseift und gebürstet, gründlich abgebraust und nach dem Abtrocknen Bettruhe gehalten. Durch das Baden sehen Finger und Zehen ausgelaugt und zerfurcht aus. Auch die Schmutzschicht, die sich am Badewannenrand gebildet hat, ist ein Ergebnis der Auslaugung. Dieses Bad kann nach ärztlicher Anordnung im Extremfall täglich genommen werden, ansonsten ein- bis dreimal in der Woche. Es ist besonders zu empfehlen bei Rheumatikern, Patienten mit multipler Sklerose und bei anderen schweren Erkrankungen. Die Haut wird dabei als „die 3. Niere" zur Entgiftung herangezogen.

Tägliches Brausebad

Auch das tägliche Brausebad trägt zur Entgiftung bei, da Säuren abgewaschen und die Haut durch den prickelnden Wasserstrahl in der Durchblutung angeregt und so eine Stoffwechselbelebung d. h. Entsäuerung eingeleitet wird.

Baseneinläufe

Schon von alters her werden Einläufe zur Giftausscheidung über den Darm erwähnt. Es besteht bei vielen Patienten eine falsche Scheu, sich dieser Therapie zu bedienen, obwohl Zäpfchen für verschiedenste Krankheiten massenweise benutzt werden. Bei Anwendung eines Einlaufs oder Klistiers empfiehlt sich die Zugabe von 3 g Natriumbicarbonat oder einen gehäuften Teelöffel Bullrich-Salz-Pulver auf $^{1}/_{2}$ bis $^{3}/_{4}$ l körperwarmes Wasser. Es wird entweder ein Irrigatorbesteck benutzt oder einfacher, der so genannte Klyso-matic.

Beim Baseneinlauf sind zwei Wirkprinzipien zu unterscheiden: Aufnahme über den Darm mit Wirkung im Gesamtorganismus und lokaler Säureausgleich bei verkrampftem Enddarm und Säurebrennen im Analbereich. Besonders bei Kindern hat sich diese Form bei Säureerbrechen bewährt, da hier wirklich ursächlich therapiert werden kann. Jegliche Analbeschwerden werden durch einen Baseneinlauf schwinden oder sich zumindest erheblich bessern lassen.

5. Massagetherapie

Einen eigenen Abschnitt möchte ich der Massagetherapie aus der Sicht des Säure-Basen-Haushaltes widmen. Aus langjähriger Praxistätigkeit weiß ich um die immer wiederkehrende Notwendigkeit der Verordnung von Massagen und Fangopackungen. Massagen sind in unserer Zeit oftmals auch ein Ersatz für „Streicheleinheiten für die Seele". In der Zeit der Gesundheitsreformgesetze können Massagen mit gleichzeitiger Entsäuerung sehr wirtschaftlich wirken!

Lokale Azidosen (Übersäuerungszustände) sind nicht nur im Gehirn, im Herzen und in den Beinen zu finden, sondern sie treten auch als alltägliche Gelosen (Gewebsknoten) im Bereich der Wirbelsäule, der Schultern, der Oberarme und der Oberschenkel (dort auch als Zellulite besser bekannt) auf. Durch die Ablagerung von Säuremolekülen ist es vom Lösungs- zum Gelzustand gekommen, es sind teilweise sehr schmerzhafte Gewebeknoten entstanden. Im weiteren Sinne werden diese Veränderungen als „Weichteilrheuma" bezeichnet. Die klassische Behandlung mit Schmerzmitteln verstärkt meist nur den Teufelskreis der Beschwerden, da durch das Schlucken von Rheuma- und Schmerzmitteln zusätzliche Magenbeschwerden auftreten, die auch wieder behandelt werden müssen.

Deshalb muss die Grundlage einer angebrachten Massagetherapie eine intensive Entsäuerung sein. Durch die Hand des Behandlers werden aus der Muskulatur Säuren freigesetzt. Diese müssen nun auch wirklich ausgeschieden werden, sonst bleiben sie im Körper und bewirken bald wieder die gleichen Beschwerden. Im Klartext: Während der Massagen Basenmedikamente einnehmen, vielleicht auch einige Fastentage einlegen, Ernährung umstellen und viel trinken! So kann der Patient selbst einen Beitrag zur Hebung seiner Gesundheit leisten.

Unterstützt werden kann eine Massage mit einer Basensalbe während der Behandlung oder in der Ruhephase. Dazu ist die Natronsalbe nach Oetinger zu empfehlen:

- Natrium bicarbonicum 3,0 g
- Aqua dest. 22,0 g
- Eucerin anhydr. ad. 50,0 g

6. Mineralien als Nahrungsergänzungsstoffe

Im Abschnitt Ernährungsumstellung habe ich die Ernährung als die Grundlage eines gesunden Säure-Basen-Haushaltes herausgestellt. Denn „gesund essen" wäre eigentlich die normalste Form der Nahrungsaufnahme. In unserer Zeit sind aber die Nahrungsmittel an Mineralien nicht mehr so gehaltvoll, die Umweltbelastungen und der berufliche Leistungsdruck sind dagegen entscheidend größer geworden. Der Körper ist deshalb gezwungen, wesentlich mehr an Säuren abzupuffern. Auch die Umweltgifte müssen neutralisiert und ausgeschieden werden. Die vorhandenen Puffermineralien reichen dann eben nicht mehr aus und der Körper muss von seinen Vorräten leben.

Deshalb sind Ergänzungsgaben von Mineralstoffen immer öfter notwendig. Andererseits sollen diese nicht dauernd genommen werden, um nicht einen Gewöhnungseffekt zu erzielen. Niemand kann sich in unserer Zeit als völlig gesund bezeichnen, irgendein Wehwehchen tritt dann und wann bestimmt auf. „Gesund ist nur, wer nicht genügend untersucht wurde." Junge Menschen neigen dazu, über die Beschwerden von älteren Menschen zu lächeln. Bis sie aber selbst älter geworden sind, und merken, dass auch bei ihnen der „Rost des Lebens" sich angesetzt hat. Dieser Rost sind eben diese „Verschlackungen", sprich Säureablagerungen in den verschiedensten Geweben.

Wenn man sich zur Entsäuerung entschlossen hat, sind Basenmineralmischungen auf jeden Fall in höherer Dosierung und kurmäßig über drei bis vier Wochen notwendig, um die Säuren zur Ausleitung zu bringen und die Basenreserven des Körpers aufzufüllen. Werden nur geringe Basenmengen aufgenommen, werden diese auf ihrem Weg zum Gewebe restlos aufgebraucht. Dann können aber die Säuren, die dort gelagert sind, praktisch nicht mehr neutralisiert werden, und „typische Säurekrankheiten" sind unausweichlich.

Nach Sander, dem vielleicht bedeutendsten Säure-Basen-Forscher der letzten Jahrzehnte, ist folgende Basenpulver-Mischung zu empfehlen:

- Natrium phosphoricum 10,0 g
- Kalium bicarbonicum 10,0 g
- Calcium carbonicum 100,0 g
- Natrium bicarbonicum 80,0 g

Davon nimmt man vormittags und abends 1 Teelöffel auf 1/2 Liter Wasser.

Von der pharmazeutischen Industrie gibt es Fertigpräparate, die in Apotheken, Drogerien, Reformhäusern, teilweise auch im Gesundheitsregal von Lebensmittelketten angeboten werden. Leider sind durch die Gesundheitsreform bewährte Mischungen vom Markt verschwunden, da sich für die Firmen aufwendige Prüfungen betriebswirtschaftlich nicht rechnen. Die folgende Auflistung enthält nach meinem Wissensstand die wichtigsten Präparate.

Basische Fertigpräparate

- Abtei Basische Vitalstoffe
- Alkala N Pulver und Tabletten
- Basenpulver und Basentabs von Pascoe
- Basica Pulver, Basica compact, Basica instant, Basica Sport
- Basis Balance
- Basosyx Tabletten
- Bullrich Salz Tabletten und Pulver
- Bullrichs Vital Tabletten und Pulver
- Flügge Basen-Medical Pulver
- Gelum Tropfen
- Kaiser Natron Pulver und Tabletten
- Matricell Königinnentrank
- Metz Aktiv-Kalk Pulver
- Neukönigsförder Mineraltabletten
- Satyrin Pulver
- Uralyt U Granulat
- Ventracid N Dragees

Wenn ein ähnliches Produkt nicht aufgelistet ist, bedeutet dies nicht, dass es bei einer Einnnahme nicht wirkungslos wäre. Vielleicht haben Sie das eine oder andere schon einmal genommen, wussten aber nicht genau warum. Nun hoffe ich, dass Ihnen die Bedeutung klar geworden ist. Bei einer Einnahme können Sie prinzipiell nichts falsch machen, wenn Sie sich an die Einnahme- bzw. Verzehrempfehlung halten.

Eine starke Wirkung haben alle Mittel, die einen hohen Anteil von Natriumbicarbonat enthalten:

- Bullrich Salz, Kaiser Natron und Bicanorm: Über 170 Jahre alt ist das Bullrich Salz, von dem früher flotte Sprüche bekannt waren wie: „Seitdem das Bullrich Salz entdeckt, darf jeder essen, was ihm schmeckt“. Eine Weiterentwicklung für den heutigen mineralstoffarmen Durchschnittsbürger sind Bullrichs Vital Basentabletten. Sie enthalten neben Natriumbicarbonat Kalium, Calcium, Magnesium und Natriumphosphat zur Nierenanregung. Der Vorteil ist die einfache Einnahme und die praktische Mitnahme für unterwegs.
- Auf Mineralbasis sind aufgebaut: Basentabs Pascoe, Basica, Basosyx, Metz Aktiv-Kalk, Neukönigsförder Mineraltabletten, Für Kinder und Erwachsene, die keine Tabletten schlucken können, sind alle Pulver geeignet. Sie können jedoch einen gewissen Eigengeschmack haben, der aber durch Zugabe von Fruchtsaft verdeckt werden kann.
- Für Magenschmerzen wird nach dem Beipackzettel Alkala N empfohlen. Gegen Übersäuerungszustände des Darmtraktes ist Ventracid N anzuwenden.
- Eine Sonderrolle haben die Gelum Tropfen, die ein Mineralgemisch sind, und die rechtsdrehende Milchsäure (die im nächsten Kapitel als Bestandteil eines natürlichen Pro-

duktes dargestellt wird) enthalten. Es kommt dabei besonders zur Entgiftung über die Leber.

- Matricell Königinnentrank ist eine Mischung aus Gelée Royale, Propolis-Extrakt und Blütenpollen-Extrakt. Damit enthält dieses Produkt Vitamine, Aminosäuren, Mineralstoffe und Spurenelemente in natürlicher Zusammensetzung aus den vier Naturstoffen, die die Bienen als einzige Lebewesen auf unserem Planeten produzieren bzw. nutzen können: Gelée Royale, Propolis, Blütenpollen und Honig. Eine eigene Studie zu diesem Präparat hat ergeben, dass der Intrazellulärpuffer bei der Messung der Basenpufferkapazitäten im Blut gegenüber einem reinem Mineralpräparat deutlich besser angestiegen war.
- Uralyt U wird zur Nachbehandlung von Nierensteinen angewendet. Als „Nebeneffekt“ wird eine deutliche Harmonisierung des gesamten Säure-Basen-Haushaltes erreicht. Nach meiner Erfahrung kann es auch bei schon bestehenden Nierenfunktionsschwächen genommen werden, teilweise kann so die drohende Dialyse hinausgeschoben werden.
- Die Homöopathie ist inzwischen vielen Patienten nicht mehr unbekannt. Aus der Biochemischen Reihe nach Dr. Schüßler kann Natrium bicarbonicum in der D6- oder D12-Potenzierung eingenommen werden. Dabei kommt es zur Ausscheidungsaktivierung bei trägem Stoffwechsel. In Einzelfällen habe ich schon erlebt, dass sich Beschwerden genauso linderten, wie bei der Einnahme von Natriumbicarbonat direkt. Ich empfehle auch generell das Einnehmen von homöopathischen Einzel- oder auch Komplexmitteln zur verbesserten Entsäuerung. Besonders zu nennen ist die Leber- und Nierenanregung.

Natrium und Blutdruck

In Presseveröffentlichungen wird immer wieder vor einer zu großen Zufuhr von Natrium gewarnt. Neuere Untersuchungen sagen aber aus, dass diese Gefahr völlig unbegründet ist. Selbst die Deutsche Liga zur Bekämpfung des hohen Blutdruckes e. V. der Deutschen Hypertonie Gesellschaft hat eine Entwarnung gegeben. Die reine Kochsalzzufuhr ist entscheidend, also das Natriumchlorid, aber nicht die Natriumzufuhr in anderen Verbindungen wie zum Beispiel des Natriumbicarbonats. Im Gegenteil: Es sind andere Risikofaktoren wie z. B. der Alkohol, die für eine Bluthochdruckentstehung wesentlich stärker verantwortlich gemacht werden müssen. Bei älteren Menschen konnte in einer Untersuchung gezeigt werden, dass oft sogar ein zu niedriger Natriumgehalt vorliegt, der genauso nachteilig ist, und der meist von einer zu geringen Flüssigkeitszufuhr herrührt.

Zink

In der Niere ist die Ausscheidung der sauren Stoffwechselschlacken vom Enzym Carboanhydrase abhängig, das Zink enthält. Besteht nun ein Zinkmangel, so funktioniert die Ausscheidung über die Nieren nicht optimal. Deshalb muss ausreichend Zink zugeführt werden. In den Neukönigsförder Mineraltabletten ist es enthalten, ansonsten ist die begleitende direkte Einnahme zu empfehlen (z. B. Cefazink, Unizink, Zinkit, Zinkorotat, Inzelloval).

Säureblocker

Die Einnahme von so genannten Säureblockern bei Magenbeschwerden wird vielen inzwischen nicht unbekannt sein. Bei akuten Magenschmerzen bei einem Magengeschwür ist dagegen nichts einzuwenden, weil der Schmerz, der durch ein Zuviel an Säure verursacht wird, relativ schnell gemildert werden kann. Hier ist aber wichtig, die Ursachen für die Entstehung von Magenerkrankungen zu behandeln oder Lebensgewohnheiten zu ändern, weil sonst eine Abhängigkeit entstehen kann. Wird die Ursache nicht behoben, ändert ein Säureblocker auf keinen Fall eine falsche Lebensgewohnheit, wie z. B. Rauchen oder Alkoholgenuss.

7. Entsäuerung durch Milchsäure (Brottrunk-Kur)

Bald nach meiner intensiven Beschäftigung mit dem Säure-Basen-Haushalt bekam ich im Sommer 1985 eine Flasche eines milchsauren Getränkes, den Brottrunk*) in die Hände. Zu dieser Zeit waren schon Berichte von Linderungen verschiedener Krankheiten bekannt. Ich war zunächst sehr skeptisch, wie dieses saure Getränk ausgleichend im Säure-Basen-Haushalt wirken könne. Im Januar 1986 konnte ich den Erfinder, den Bäckermeister Wilhelm Kanne, bei einem Vortrag in Passau selbst kennen lernen.

Ich habe dann eigene Studien durchgeführt und musste mich von den besonderen Wirkungen überzeugen lassen.

Aus Russland und Estland stammt die alte Tradition der Herstellung gesunder, milchsaurer Getränke aus Getreide bzw. Brot, bekannt unter dem Namen Kwass. Es ist das Verdienst von Wilhelm Kanne, eine reine Milchsäuregärung ohne Bildung von Alkohol erreicht zu haben. Die Herstellung für sich ist bereits eine Qualitätssicherung. Eine reine milchsaure Gärung gelingt nur mit Vollkornbrot, das mit Getreide aus biologischem Anbau und über eine Natursauer-

*) Hersteller: Kanne-Brottrunk GmbH & Co., Bahnhofstr. 68, 59397 Selm-Bork

teigführung gebacken wird. Mit diesem Brot wird dann durch eine weitere Fermentation der Brottrunk nach Kanne gewonnen.

Die Bedeutung der milchsauren Lebensmittel hat Prof. Matzkies (Stoffwechselforscher, Internist) in einer Grundlagenarbeit so erklärt: *„Durch die Zufuhr von Säure kommt es keineswegs immer zu einer Säurebelastung des Organismus. Fruchtsäuren und auch Lactat (das Salz der Milchsäure) werden im Stoffwechsel oxidiert. Dabei wirken diese Säuren als Basenspender, da biochemisch ein Säuremolekül ‚verbrannt' wird."* Hierin erklärt sich die eigenartige Situation, dass eine Säure im Stoffwechsel eine basische Wirkung hat. Dies trifft besonders auf den Brottrunk zu.

Positive Wirkungen der Milchsäure

Die Milchsäure in diesem Getränk hat äußerlich eine Desinfektionswirkung, bietet einen natürlichen Schutz gegen Infektionen der Mundhöhle und fördert die Heilung von Durchfallerkrankungen. Dr. Ionescu von der Neurodermitisklinik Neukirchen gelang 1993 der Beweis, dass Darmpilze durch Trinken von Brottrunk vermindert werden. Die Neurodermitis ist für jeden Therapeuten eine Herausforderung. Es hat keinen Sinn, nur äußerliche Salbenanwendungen vorzunehmen, da die Neurodermitis eine Krankheit ist, die von innen kommt und von der Psyche stark beeinflusst wird. Bei Kindern muss die Mutter in die Therapie miteinbezogen werden.

Akute und chronische Lebererkrankungen bedürfen ebenfalls der Zufuhr von Milchsäure. Es wurde schon erwähnt, dass auch die Leber eine wichtige Rolle im Säure-Basen-Gleichgewicht spielt. Bei Patienten mit Holzschutzmittelvergiftungen sind oft erhöhte Leberwerte (Transaminasen) festzustellen. Dabei wirkt die Milchsäure ausleitend auf diese Giftverbindungen.

Auch der Herzmuskel braucht die Milchsäure als den eigentlichen Energiespender; nach Kern ist der Herzinfarkt eine Säurekatastrophe des Herzmuskels. Die Gesunderhaltung dieses besonderen Organs ist von lebenswichtiger Bedeutung. Der Herzmuskel wird umso besser arbeiten, je entsäuerter er ist bzw. je mehr Milchsäuregemisch angeboten wird. Diese Tatsache gilt natürlich auch bei den Krankheitsbildern der koronaren Durchblutungsstörung und beim Herzasthma.

Ein krankhafter Mangel an Milchsäure liegt weiterhin vor bei Alkohol- und Nikotinmissbrauch, Infektionen und Bluthochdruck. Bei der Betrachtung des Säure-Basen-Haushaltes ist dabei immer eine Übersäuerung anzutreffen.

Auch die Wachstumshemmung der Kinder hat eine Ursache in der „Säurestarre", die durch das Milchsäuregemisch aufgebrochen wird. Die chronische Übersäuerung wirkt sich blockierend auf verschiedene hormonelle Regelkreise aus, sodass eine Erschöpfung der Nebennierenrinde auftreten kann mit schneller körperlicher Erschöpfung, ständiger Müdigkeit und niedrigem Blutdruck. Die Milchsäure bewirkt dagegen eine Anregung der Nebennierenrinde.

Prof. Matzkies konnte bei seinen Untersuchungen feststellen, dass es durch dieses Lebensmittel zu einer Cholesterinsenkung kommt. Entscheidend aber ist auch, wie Prof. Grossart-Maticek herausfand, dass die Milchsäure im Brottrunk regulativ wirkt.

Erste Studien an strahlenbelasteten Kindern nach dem Tschernobyl-Unfall in Weißrussland haben ergeben, dass der Genuss von Brottrunk die Ausleitung der radioaktiven Substanzen aus dem menschlichen Organismus fördert. Diese fast sensationelle Tatsache passt meiner Meinung nach zu den Patientenberichten während oder nach einer Bestrahlung wegen einer Tumorerkrankung. Diese Patienten stellten fest, dass bei ihnen fast keine Nebenwirkungen (Erbrechen, Übelkeit, schlechter Allgemeinzustand) auftraten, gegenüber anderen Patienten, die keinen Brottrunk zu sich genommen hatten.

Bei anderen Erkrankungen, die auf eine Übersäuerung zurückzuführen sind und die schon besprochen wurden, wirkt der Brottrunk ähnlich entgiftend.

Sport und Säure-Basen-Haushalt

Auch im Sport ist die Beachtung des Säure-Basen-Haushaltes von Bedeutung. Bei der Energiebereitstellung im Muskel entsteht Milchsäure, die bei leichter körperlicher Tätigkeit vom Blut abtransportiert und in der Leber verarbeitet werden kann. Erhöht sich aber bei einer sportlichen Hochleistung die anfallende Milchsäuremenge, so muss diese vorübergehend zwischengelagert, gepuffert werden, um die biochemischen Vorgänge im Muskel nicht zum Erliegen zu bringen. Ein solcher Zusammenbruch kann als Wadenkrampf beobachtet werden, den viele sicher bei sich selbst schon verspürt haben.

Die anfallende Muskelmilchsäure muss am Ort der Entstehung „gelagert" werden. Dies geschieht durch Salzbildung, wie bereits dargestellt wurde: Ein Säuremolekül und ein Basenmolekül bilden ein Salzmolekül, welches für den Muskel unschädlich ist, und dann in „ruhiger Stoffwechselzeit" abtransportiert und von der Leber wieder aufgespalten und verarbeitet oder ausgeschieden wird. Dies heißt aber nun, dass Basenmoleküle vorhanden sein müssen, um diese Pufferungsvorgänge zu ermöglichen. Da die Ernährung dies heute oft nicht mehr optimal gewährleistet, ist die Einnahme von Mineralstoffen als Nahrungsergänzungsmittel zu empfehlen. Die Basenreserven müssen ausreichend hoch sein, um auch in Spitzenbelastungen den Erfordernissen gerecht werden zu können.

Dieses Wissen erbrachte dem wohl größten deutschen Schwimmsportler der letzten Jahre, Spitzname „Albatros", viele Siege und Erfolge. Er hat bewusst zum Training Natriumbicarbonat (z. B. Bullrich Salz) und Mineralien eingenommen, um seinen Körper biochemisch auf eine Höchstleistung vorzubereiten.

Praxisbeispiel

Ein Triathlet kam mit Leistungsproblemen und ständig wiederkehrenden Schmerzen der Lendenwirbelsäule in Behandlung. Die Säuremessung im Blut ergab eine erhebliche Minderung der Pufferkapazitäten und einen Hinweis auf einen Mineralmangel in den Zellen. Die Gabe von Mineralien und eine unbedingt notwendige Ernährungsumstellung hin zu Kartoffeln und Gemüse verschafften dem Sportler bereits beim nächsten Marathonlauf einen Erfolg; er hatte keine Leistungsprobleme und keine Wirbelsäulenschmerzen mehr.

Diese Beispiele zeigen, wie durch eine einfache biochemische Führung eine „gesunde" Leistungssteigerung möglich ist. Es wäre also in der Sportmedizin ein „gesundes Doping", während der Trainingsphase die Körperreserven an Natriumbicarbonat und Mineralien reichlich aufzufüllen. Im Wettkampf kann es dann nicht mehr zu einer Stauung der Milchsäure im Muskel und dadurch zu einem unklaren Zusammenbruch kommen.

Vor kurzem wurde von Britta Linzbach, einer Sportmedizinerin am Olympiastützpunkt Frankfurt/Main, in einer Studie festgestellt, dass natriumbicarbonatreiche Mineralwässer das Ausdauerleistungsvermögen des Sportlers steigern können und zugleich blutdruckregulierend wirken. Wichtig ist das richtige Trinken vor allem für weniger Trainierte. Hier zählt die Hebung des Leistungsvermögens zwar weniger, dafür jedoch mehr der gesundheitliche Aspekt. Dazu kommt, dass Breitensportler stärker schwitzen als Leistungssportler und ihr Schweiß stärker konzentriert ist, wodurch auch mehr Mineralien verloren gehen. Für sie ist daher besonders wichtig, Flüssigkeits- und Mineralverluste auszugleichen.

Meine Schlussfolgerung: Es beweist eine falsche biochemische Vorbereitung, wenn Muskelkrämpfe, Leistungsschwächen und unklare Zusammenbrüche bei Sportlern auftreten. Alle Beteiligten sollten intensiv über diese Zusammenhänge nachdenken.

Entsäuerungstherapie nach Maß

Wir haben erfahren, dass den Nieren ein entscheidender Anteil an der Entsäuerung zukommt. Vieles spielt sich im Bindegewebe ab, die biochemischen Vorgänge dort sind aber nur sehr schwer zu erfassen. Leicht messbar für jeden dagegen ist die pH-Qualität des eigenen Urins. Der schon genannte Säure-Basen-Forscher Sander hatte sogar eine spezielle Untersuchungsmethode entwickelt, die jedoch nur noch selten angewandt wird (Bezugsadresse s. Seite 116).

● Selbstmessung des pH-Wertes

Sie selbst können sich ganz leicht einen Überblick über Ihren Säure-Basen-Zustand verschaffen: Mit einem pH-Messstreifen (aus der Apotheke, z. B. Spezialindikator Merck Nr. 9557) messen Sie jeden Morgen Ihren Urin, an einigen Tagen auch mehrmals am Tag. Normalerweise scheidet der gesunde, ausgewogen ernährte und genügend Flüssigkeit zu sich nehmende Erwachsene mindestens einen Liter Urin in 24 Stunden aus. Der pH-Wert sollte bei ausreichend basischen Nahrungsmitteln tagsüber mindestens zweimal den Neutralpunkt pH 7 erreichen oder überschreiten. Morgens wird meist ein saurer Wert von pH 5 zu messen sein. Ist der pH-Wert ständig im sauren Bereich, so besteht der dringende Verdacht auf eine Gewebeübersäuerung. In der langfristigen Behandlung soll der morgendliche pH-Wert des Urins bei 7 bis 7,5 liegen – dies entspricht dem Gleichgewichts-Sollwert des Blutes und zeigt an, dass die Nieren keinen Säureüberschuss aus den Geweben auszuscheiden haben. Die Nieren besitzen ihre höchste Ausscheidungskraft bei pH 5,4. Wegen oft nicht erkannter Vorerkrankungen sollte die Nierenfunktion aber nicht ausgereizt werden, durch abendliche Basengaben lässt sich die Gefahr vermeiden.

Wenn Sie sich nun einen persönlichen Überblick verschafft haben, so werden Sie meist pH-Werte von 5 oder 6, selten 7 gemessen haben.

Das Ziel: Urin-pH-Wert 7–7,5

Sie sollten jetzt tagsüber von den gezeigten Basen-Medikamenten (z. B. Bullrich Vital Basentabletten, 3 x 2 bis 3 x 5 Tabletten) so viel einnehmen, dass tagsüber mindestens zweimal ein pH-Wert von 7 und höher erreicht wird. Auch sollte der morgendliche Wert 7 sein, idealerweise 7,5; dieser Wert stellt den biologischen Neutralpunkt dar.
Auch der pH-Wert des Speichels kann gemessen werden, der seinen Idealwert bei 6,8 hat.
Wichtig dabei ist die tägliche ausreichende Trinkmenge von Kräutertees und Wasser.

Zu Beginn einer Entsäuerungskur werden die günstigen pH-Werte nur zögernd erreicht, Männer brauchen meist länger als Frauen. Sie werden auch merken, wenn Sie nichts mehr einnehmen, dass die Werte rasch wieder nach unten gehen. Betonen möchte ich, dass die Wahl der Nahrungsmittel auf jeden Fall geändert werden sollte, die Grundlage eines gesunden Säure-Basen-Haushaltes muss eine ausgewogene Ernährung sein.

Nachteile gibt es bei dieser Selbstbehandlung nicht. Es kann jedoch vorkommen, dass durch die verstärkte Ausscheidung über die Nieren eine alte, „schlummernde" Harnwegsentzündung akut wird. Möglicherweise ist die Behandlung beim Arzt mit einem Antibiotikum notwendig. Sie setzen dann so lange mit der Entsäuerung aus, bis die Entzündung ausgeheilt ist. In diesem Zusammenhang ist es wichtig, dass Sie immer warme Füße haben. Bei kalten Füßen wird oftmals eine Harnwegsentzündung begünstigt oder kann nur langsam oder gar nicht richtig ausheilen. Haben Sie kalte Füße, so ist ein heißes Fußbad nötig, zur besseren Wirkung geben Sie einen Teelöffel Natriumbicarbonat (z. B. Bullrich Salz Pulver). Auch Wechselfußbäder zwischen warmem und kaltem Wasser sind gut: warm 5 Minuten, kalt 10–15 Minuten, einmal wiederholen, Wasser nur abstreifen, Strümpfe anziehen, bis zur Wiedererwärmung bewegen oder im Bett erwärmen.

Heilreaktionen

Bei der milden Behandlung, gleichbedeutend mit wenig Basenpulver oder Basentabletten, werden sich wahrscheinlich keine Heilreaktionen einstellen. Dafür dauert die Heilung länger. Reaktionen in Form von durchfälligen Stühlen können aber auftreten, da durch die Basenzufuhr die basenliebenden Organe (Leber, Gallenblase, Bauchspeicheldrüse und Dünndarmdrüsen) biochemisch belebt werden und eine Darmsäuberung eintritt. In schweren Fällen kann es aber sein, dass es fast explosionsartig zu reinigenden Stühlen kommt, wobei der säurescharfe Stuhl Analbrennen und dadurch auch kurzzeitig Hämorrhoidenbeschwerden auslöst. In diesen Fällen helfen rasch Einläufe oder Klistiere mit einem Zusatz von Natriumbicarbonat (ca. 1 gehäufter Teelöffel auf $^{1}/_{2}$ Liter Wasser).

Es kann sich auch ein „Ziehen“ im ganzen Körper bemerkbar machen. Eigenartigerweise verursacht die Einlagerung von Stoffwechselschlacken und Säuren keine Beschwerden, sehr wohl jedoch die Ablösung und Ausschwemmung.

Eine besonders wichtige Heilreaktion ist das Sodbrennen im Magen, das nach der Einnahme von Basenpräparaten auftreten kann. Dieses Sodbrennen, auch wenn noch nie aufgetreten, ist als eine notventilartige Säureentleerung über die Belegzellen zu verstehen, da der Körper jetzt die Möglichkeit sieht, sich seiner Säuren zu entledigen, und dies zunächst überschießend geschieht. Hier empfiehlt sich einige Minuten später noch einmal eine Gabe von z. B. 1 Teelöffel Basengemisch oder 2–3 Tabletten, dann wird dieses Säuresymptom Sodbrennen schnell verschwinden.

Entsäuerungsprogramm (Basis für alle folgenden Kurprogramme)

In der Ernährung im Säure-Basen-Haushalt ist grundsätzlich alles erlaubt, es kommt nur auf die Menge des „sauren" Anteils an, und dies ist in der Regel der Fleischanteil. Auf die Essdisziplin wurde schon ausreichend hingewiesen, denn dadurch kann eine basische Kost im Darm zu einer sauren Belastung werden.

Darmreinigung

F. X. Mayr (1875–1965) als Begründer der nach ihm benannten Kurform hat schon 1920 auf den Darm als die „größte Säurequelle" hingewiesen. Und deshalb ist die Reinigung des Darmes eine Grundvoraussetzung für ein ideales Gelingen jeder gewählten Kurform.

Verwendet kann werden: Bittersalz (Magnesiumsulfat), F. X. Passagesalz oder Ozovit. Bittersalz (1 Teelöffel auf ½ Liter lauwarmes Wasser) oder F. X. Passagesalz (2 Teelöffel auf ½ Liter lauwarmes Wasser) wird morgens nüchtern ca. ½ Stunde vor dem Frühstück getrunken.

Bitte beachten: 2–3 Stunden nach dem Trunk kann es zu deutlichem Stuhldrang kommen; Berufstätige sollten diese Form der Darmreinigung deshalb nur an arbeitsfreien Tagen vornehmen.

Milder wirkt das Pulver Ozovit (erhältlich in der Apotheke). Man nimmt 2 x am Tag 1 Messlöffel Pulver in ca. $^1/_2$ Liter lauwarmem Wasser.

Bewegung

Bewegung regt die Atmung an und somit auch die Entsäuerung des Körpers (es wird Kohlensäure abgeatmet). Die Durchblutung wird angeregt, besonders der feinen Haargefäße im Kapillarkreislauf, Säuren können somit auch aus Bereichen abtransportiert werden, die sonst eher verschlossen sind.

Es muss nicht sofort eine besondere Sportart sein, zügiges Spazierengehen über mindestens $^1/_2$ Stunde ist auf jeden Fall eine gute Leistung. Und es soll regelmäßig getan werden. Getan werden kann alles, was Spass macht.

Bei schlechtem Wetter ist natürlich ein Fahrrad als Heimtrainer ideal.

Überforderung ist völlig fehl am Platz, und führt meist zur Entmutigung. Außerdem würde eine sportliche Überanstrengung wieder zu einer Übersäuerung der Muskulatur führen.

Flüssigkeitszufuhr

Getrunken werden muss immer reichlich. Beim Entsäuern ist dies jedoch besonders wichtig, damit die Nieren die anfallenden Säuren schnell zur Ausscheidung bringen können.

Getrunken wird: kohlensäurearmes Mineralwasser, dünn gebrühte Kräutertees (wichtig ist die Flüssigkeit, nicht der Teeanteil), gutes Trinkwasser. Verbessert werden kann Leitungswasser durch Abkochen über 2–3 Minuten, dadurch werden die Wassermoleküle „wieder aufgewirbelt und energiereicher" und durchströmen so den Körper und verbessern die Ausscheidung.

Trinkmenge: je nach Körpergewicht 2,5 bis 4 Liter.

Vormittags empfiehlt sich das Trinken von Gemüsebrühe (gibt es als Fertigpräparat, z. B. Hildegard Suppenwürze pikant). Diese stillt ein mögliches Hungergefühl und wärmt.

Basensubstitution

Eine eigene Untersuchung bei einer Mayr-Kur hatte gezeigt, dass es dabei zu einem erheblichen Abfall der basischen Blutpuffer kommt, die dann Kurkrisen hervorrufen können (Übelkeit, Kopfschmerzen, Muskelschwäche). Bei den beiden nachfolgenden Kurformen werden diese sicherlich nur milde möglich sein. Um diese aber ganz zu vermeiden, und auch zu erreichen, dass Basenstoffe den Körper überall erreichen, empfiehlt sich die Einnahme basischer Nahrungsergänzungsmittel (s. Seite 69). Bewährt haben sich besonders Bullrichs Vital, Basica, Alkala. Die Einnahme soll sich auf jeden Fall an dem mehrfach am Tag gemessenen Urin-pH orientieren.

Die Fastenkur

Grundsätzliches: Fasten ist eine freiwillige, zeitlich begrenzte Nahrungsenthaltung, die es schon immer gab. Seit Jahrtausenden wird aus zweierlei Gründen gefastet: aus religiösen Grunden oder zur Heilung von akuten oder chronischen Krankheiten. Von Tieren ist bekannt, dass sie sich bei Krankheiten zurückziehen und jegliche Nahrung verweigern. Auch Kinder haben noch den natürlichen Instinkt, bei fieberhaften Krankheiten keine Nahrung aufnehmen zu wollen, und sind dann vernünftiger als die Mütter, die dann eine Nahrung aufzwingen wollen.

Fasten ist naturgemäß die intensivste Form der Entsäuerung. Der Körper bekommt in dieser Zeit keine feste Nahrung, der Darm wird völlig entlastet, neutrale oder basische Flüssigkeiten puffern und spülen den Körper.

Zugegeben: Es ist anfangs nicht leicht, ins Fasten hineinzukommen. Es bedarf auf jeden Fall einer Entscheidung vom Kopf her, um „dieses Experiment" zu wagen. Fasten kann auch für einen Ungeübten nicht während beruflicher oder sonstiger Belastungen geübt werden, auftretende „normale" Schwächephasen bedürfen unbedingt der Ruhephasen.

Merksätze zum Fasten

- Faste, wenn du keinen Hunger hast!
- Faste, wenn du keine Zeit zum ruhigem Essen hast!
- Faste, wenn du überfordert oder übermüdet bist!
- Faste, wenn du krank bist!

Fasten hat sich bei folgenden Krankheiten bewährt:

- Bluthochdruck
- koronare Herzkrankheit
- Diabetes mellitus Typ 2
- Gicht
- Übergewicht
- schmerzhafte Reizzustände der Gelenke
- Oberbaucherkrankungen (Gallen-, Magen- und Bauchspeicheldrüsenreizungen)
- chronische Darmleiden
- akute Infekte infolge Schwächung der Abwehr
- allergische Erkrankungen.

Vorschlag für den Ablauf:

Darmreinigung:
Morgendliche Darmreinigung mit 1 Teelöffel Bittersalz oder 2 Teelöffel F. X. Passagesalz in 1/2 Liter lauwarmen Wasser.

Flüssigkeitszufuhr:
Morgens, mittags und abends 1 Glas Gemüsesaft (lauwarm) schluckweise trinken, noch besser mit einem kleinen Löffel langsam „einlöffeln". Zwischendurch viel Wasser und Tee (2–3 Liter am Tag) trinken (z. B. Grüner-Hafer-Tee, Kräutermischungen; keine Früchtetees!), vormittags Gemüsebrühe (Fertigpräparate oder selbst zubereitet).
Faustregel: Der Urin sollte immer eine möglichst klare Farbe haben, dann kommt es zur guten Nierenspülung.

Basensubstitution:
Da erfahrungsgemäß die Flüssigkeiten allein nicht zu einer genügenden Säurepufferung führen, vormittags und abends entweder 1 Teelöffel Alkala, oder 3 Tabletten Bullrichs Vital oder 3 Teelöffel Basica in Wasser auflösen und trinken.

Ist strenges Fasten aus verschiedenen Gründen nicht möglich, dann ist auf jeden Fall ein spürbarer Verzicht möglich auf:

- Alkohol, Süßigkeiten
- Fleisch
- Genussmittel: Bohnenkaffee, schwarzer Tee
- Rauchen – Rauchen in Gegenwart eines Nichtrauchers, besonders eines Kindes ist Missachtung der Nächstenliebe!

Die intensive Entsäuerungskur

Der große Vorteil dieses Programms ist die Monotonie, die zur Einfachheit zurückführt. Es kommt zu keiner Ablenkung, und es kommt auch zugleich zu einer intensiven Entsäuerung und Entschlackung.

Zeitdauer: Die intensive Entsäuerungskur kann zwischendurch an einem beliebigen Tag durchgeführt werden, oder man nimmt sich ein Wochenende (Freitag bis Sonntag) oder eine ganze Woche vor.

Frühstück: Getreidebrei

Dazu werden 2–3 Esslöffel Haferflocken oder Dinkelflocken (es kann auch Hafer oder Dinkel frisch geschrotet werden) mit 3 Tassen Wasser verrührt und unter ständigem Rühren aufgekocht, dann noch etwas zum Nachquellen stehen lassen. In Teller füllen, und dekorativ mit Zuckerrübensirup, Rosinen oder Zimt anrichten.

> Wichtig: mit kleinem Löffel essen, Bissen für Bissen, alles gut einspeicheln!

Es wird eine wohltuende, wärmende Sättigung eintreten.

Mittags: Gemüse gedünstet in Olivenöl

Für eine Person ca 200 Gramm beliebiges Gemüse (z. B. Kartoffeln, Karotten, Zucchini) in kleine Stücke schneiden (ca. so groß wie das Endglied des Kleinfingers), im Topf oder im Wok in reichlich Ölivenöl dünsten.

> Wichtig: beim Essen jedes Würfelchen für sich kauen und einspeicheln!

Dazu gehört sicher etwas Selbstdisziplin, aber der Erfolg der angenehmen Sättigung wird sich einstellen.

Abends: Tee mit Brot oder gedünstetes Gemüse kalt als Salat angerichtet

Als einfache Variante wird beliebiges altbackenes Brot in kleinen Bissen gekaut, und Tee in kleinen Schlucken getrunken.

Eine weitere Variation: gedünstetes Gemüse wird kalt mit Gewürzen und Jogurt und Olivenöl als Salat angemacht (je nach Geschmack).

> Auch wieder alles gut kauen!

Die milde Entsäuerungskur (5-Tage-Programm)

Diese Kurform ist eine milde, aber trotzdem nachhaltig wirkende Ernährungskur.

> Dieses Programm ist eine Einheit für sich, es kann aber auch beliebig verlängert werden.

Probieren Sie dieses „Essgeländer", suchen Sie sich Ihre Lieblingsgerichte heraus! Die verschiedenen Gerichte sollten zur intensiven Entsäuerung ohne Fleisch gegessen werden. Falls es ohne nicht ginge, dann Zulagen von Hühnchenfleisch, Putenschnitzel, Fisch, mageres Rindfleisch.

Salate können als kleine Vorspeise gegessen werden oder auch nach Variation als Hauptspeise.

Auf die Flüssigkeiten ist hingewiesen weroden. Generell: Kaffee wird nicht grundsätzlich verboten, Sie werden aber merken, dass er nicht gut tut („Lernen durch Geschmackserfahrung"). Trinken Sie dann lieber einen Getreidekaffee.

1. Suppentag: Waldkirchner Basensuppe
Tomatensuppe mit Reis

Waldkirchner Basensuppe

Zutaten (für 4 Personen):
100 g rohe Kartoffeln, 200 g Karotten, 100 g Sellerie, 100 g Lauch, 1,5 l Wasser, Majoran, Kümmel, Thymian, Meersalz, 3 EL Sauerrahm, 2 TL Kräuter (Petersilie, Schnittlauch)

Zubereitung:

1. Wurzelwerk waschen und in größere Stücke schneiden.
2. Geschälte Kartoffeln würfeln, zum Wurzelwerk geben und mit Wasser auffüllen, leicht kochen lassen, Kochzeit ca. 20 Minuten.
3. 10 Minuten vor dem Garwerden Majoran, Kümmel und evtl. Meersalz zugeben.
4. Mit Mixer pürieren oder durch Sieb passieren.
5. Mit gut abgerührtem Sauerrahm vollenden. Nicht mehr kochen!
6. Frisch gehackte Kräuter drüberstreuen.

Essweise:

Mit kleinem Löffel essen, jeden Bissen einspeicheln; Beilage: altbackenes Roggenbrot.

Tomatensuppe mit Reis (1 Person)

Zutaten:

2 Tomaten oder 1/2 Döschen Tomatenmark, 1 EL Bindemittel (vorzugsweise Agar-Agar), ca 1/2 l Gemüsebruhe, 1 TL Oregano, 200 g Naturreis

Zubereitung:

Die beiden Tomaten zerteilen, in etwas Olivenöl anbraten, nach 5 Minuten mit der Gemüsebrühe aufgießen und ca 15 Minuten köcheln lassen. Das Bindemittel in kaltem Wasser anrühren, etwas Meersalz und Oregano zugeben. Reis extra kochen, abgießen, und dann nach Wunsch der Suppe zugeben. Frischkräuter auf Suppe streuen.

2. Kartoffeltag: Ofenkartoffeln oder Pellkartoffeln mit Quark/Leinöl
Bratkartoffeln und Salat
Kartoffelgratin

Kartoffelgratin (1 Person)

Zutaten:
300 g Kartoffeln, 100 ml Milch, 50 g Sahne, etwas Thymian, Meersalz, frische gehackte Petersilie

Zubereitung:
Ofen auf 180 Grad vorheizen. Kartoffeln in sehr dünne Scheiben schneiden und in eine geölte Glasform schichten, darüber den Guss. Ca. 30 Minuten backen, bis die Kartoffeln gar sind. Als Zugabe passt gedünstetes Gemüse.

3. Gemüsetag: Spargel mit Kartoffeln
Bunte Gemüseplatte
Spinat, Kartoffelbrei und Spiegelei

Bunte Gemüseplatte (für 4 Personen)

Zutaten:
2 Gemüsezwiebeln, geschält und geviertelt, 2 große rote Paprikaschoten, geputzt und geviertelt, 2 Auberginen, halbiert und geviertelt, 1 Knoblauchknolle, Zehen geschält, 8 Lorbeerblätter, Saft von 1/2 Zitrone, Salz, schwarzer Pfeffer, 1/2 TL edelsüßer Paprika, 1/2 TL gemahlener Koriander, 6 EL Olivenöl, 4 Tomaten, geviertelt, fein gehackte Petersilie

Zubereitung:
1. Gemüse und Knoblauchzehen auf einem großen Backblech verteilen. Paprikas und Auberginen mit der Hautseite nach unten darauf legen. Lorbeerblätter hinzufügen.
2. Zitronensaft mit den Gewürzen verrühren. Sobald sich das Salz aufgelöst hat, das Öl unterrühren. Über das Gemüse gießen und zugedeckt 30 Minuten ziehen lassen. Backofen auf 240 Grad vorheizen.
3. Gemüse 20 Minuten im Ofen rösten (hierdurch bekommt es einen aromatischen Geschmack), dabei einmal wenden. Tomaten hinzufügen und das Gemüse 5–10 Minuten weiterrösten, bis es gar ist. Lorbeerblätter entfernen und das Gemüse auf einer Platte anrichten. Mit Petersilie servieren.

4. Reistag: Naturreis mit Pesto nach Geschmack
Geflügel-Reis-Pfanne

Geflügel-Reis-Pfanne (2 Personen)

Zutaten:
2 Hähnchenbrustfilets, 1 rote Paprikaschote, 1 Zucchini, 1 Zwiebel, 1 Knoblauchzehe, Olivenöl, 75 g Naturreis, 1/2 l Gemüsebrühe, Pfeffer

Zubereitung:
Hähnchenbrustfilets in feine Streifen schneiden. Paprika entkernen und zerkleinern. Zucchini würfeln, Zwiebel und Knoblauch abziehen und fein hacken. Fleisch im heißen Öl erhitzen, und dann entnehmen. Reis in die Pfanne geben, ca 1 Minute andünsten. Gemüse, Gemüsebrühe und Fleisch zugeben. Alles zugedeckt auf kleiner Stufe ca 30 Minuten garen. Abschmecken.

5. Nudeltag: Nudeln mit Tomatensoße oder Pesto, nach Geschmack
Spaghetti mit Gemüse

Spaghetti mit Gemüse (1 Person)

Zutaten:
100 g Vollkorn-Spaghetti, Olivenöl, 1 Knoblauchzehe, 500 g gemischtes Gemüse, Gemüsebrühe, Thymian, Meersalz, Pfeffer

Zubereitung:
In einer großen Pfanne oder im Wok den gepressten Knoblauch in Olivenöl dünsten. Das Gemüse und den Thymian dazu und mitdünsten. Mit etwas Gemüsebrühe ablöschen. Bissfest garen. Spaghetti al dente kochen. Dann mit dem Gemüse mischen.

Für später

Um „Erkämpftes" erhalten zu können, empfehlen sich einige Tage der Wiederholung, z. B. eine Woche im Vierteljahr.

Eine andere Möglichkeit sind auch die beiden folgenden Vorschläge:

Kartoffeltag

- Morgens: ein Stück Obst nach Geschmack, gedämpft
- Mittags: 400 g Kartoffeln in der Schale mit basischem Gemüse (Sellerie, Karotten, Fenchelknolle)
- Abends: 200 g Backkartoffeln mit Butter.

Sauerkrauttag

Die Bürste für den Darm!

- 1 kg Sauerkraut, in drei Portionen geteilt, bis 18 Uhr verspeisen.
- Entweder mild mit frischer Ananas oder Orangenfilets oder
- herb mit Öl und Zwiebeln und Wacholderbeeren.

Kartoffel-Ei-Diät

Diese Diät, die noch vor drei Jahrzehnten Patienten mit einer Nierenschrumpfung geholfen hat, die Dialyse (Nierenwäsche) hinauszuschieben, möchte ich nicht unerwähnt lassen. Denn diese Diät ist eine gute Entlastungsdiät, sie bietet aber auch einen Eiweißanteil für kranke Menschen, die Eiweiß bedürfen und trotzdem eine leichte Kost benötigen.

Diese Diätform ist so definiert: eiweißarme Kost mit einer hohen biologischen Wertigkeit durch Kombination zweier sich ergänzender Eiweißträger – Kartoffeln und Ei. Ungefähr die Hälfte der Eiweißzufuhr in Form von Kartoffel- und Eiprotein (knapp 600 g Kartoffeln auf ein Ei), den Rest in Form pflanzlicher Proteine (eiweißarmes Brot und Teigwaren, Gemüse, Obst, Hefeprodukte) und etwas (2 Gramm) Milcheiweiß. Kartoffeln und Eiweiß sind stets zusammen zu geben (2 Mahlzeiten am Tag).

Grundrezept für die Kartoffel-Ei-Diät

Zutaten:

600 g Kartoffeln, 1 Ei

Würzmittel: Zwiebeln, Knoblauch, Tomatenmark, Zitronensaft, Schnittlauch, Majoran, Thymian, Petersilie, Basilikum, Melisse, Dill, Estragon. Salz nur sehr sparsam.

Aus diesen Grundbausteinen lassen sich zahlreiche Kartoffel-Ei-Gerichte komponieren:

- Pellkartoffel mit Butter und Rührei
- Bratkartoffel mit Spiegelei oder Rührei
- Kartoffelsalatvariationen mit Gemüse und Ei
- Kartoffelnudeln
- Kartoffelbrei
- Kartoffelpizza.

Bei alledem, Vorschläge allein nützen nicht viel, umgesetzt werden müssen diese von Ihnen allen! Guten Appetit und alles Gute!

Säure-Basen-Messung im Blut und im Urin

Die Selbstmessung des pH-Wertes im Urin ist eine hinreichend gute Aussage über den aktuellen Zustand des Säure-Basen-Geschehens im Körper. Will man jedoch tiefere und genauere Aussagen bekommen, ist eine Titrations-Messung der Körperflüssigkeiten Blut und Urin notwendig. Bei der Blutmessmethode ist für die Therapeuten die Methode nach Jörgensen ein relativ einfaches, aber aussagekräftiges Verfahren. Dabei werden die Pufferkapazitäten für die Säure im Blut und im Plasma gemessen, und es kann dann ein wichtiger Rückschluss auf den Säure- bzw. Mineralzustand in der Zelle geschlossen werden. (Näheres dazu in meinem Fachbuch „Praxis des Säure-Basen-Haushaltes“, Haug-Verlag.) Leider kann zu dieser Messung Blut nicht versandt werden, sie muss nach relativ kurzer Zeit nach Blutabnahme gemacht werden. Da das Interesse für diese Methode zunimmt, wird eine Therapeutenliste erarbeitet (s. Adressen, S. 116).

Eine andere Methode ist die Urinmessung nach Sander. Sander war der Pionier im Säure-Basen-Geschehen, der 1953 sein bedeutendes Buch „Der Säure-Basen-Haushalt im menschlichen Organismus“ (Hippokrates-Verlag) herausbrachte. Er hatte darin eine Urinmessmethode dargestellt, die in den letzten Jahren nur noch an wenigen Untersuchungsstellen vorgenommen wurde und deshalb fast vergessen war. Das Labor Dr. Bayer hat dankenswerterweise diese Methode wieder aktiviert. Der Vorteil hier ist einmal die Möglichkeit des Urinversands, weil sich die Proben über die Zeit des Versands nicht verändern und das Messergebnis auch telefonisch oder brieflich besprochen werden kann, wenn ein Interessent gerade nicht die Möglichkeit hat, einen Therapeuten aufzusuchen.

Am Testtag sammelt der Patient fünf Harnproben um 6, 9, 12, 15 und 18 Uhr. Die Mahlzeiten sollen jeweils nach der 6-Uhr-, der 12-Uhr- und der 18-Uhr-Urinabnahme eingenommen werden. Diese Urinproben werden dann mit einem Einsendeformular, in dem auch die Ernährungsgewohnheiten erhoben werden, an das Labor gesandt. Dort erfolgt neben der Messung der pH-Werte eine Bestimmung der Pufferkapazitäten dieser Urinproben.

Ergebnisse dieser Urinuntersuchung sind in der folgenden Abbildung zu sehen. Die Kurve A ist die Kurve eines Gesunden, die Kurve B eines hochgradig Übersäuerten und die Kurve C eines in der ebenfalls ungünstigen Basenstarre befindlichen Menschen (jedoch sehr selten).

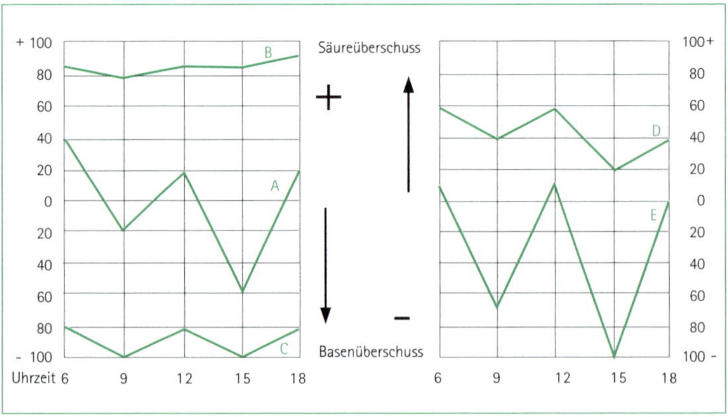

Mögliche Ergebnisse einer Urinuntersuchung.

Interpretation des Tests

Die Kurve beim Gesunden ist so zu deuten: Im 6-Uhr-Urin (Morgenurin) werden die normalen, im Stoffwechsel anfallenden (sauren) Stoffwechselschlacken der Nacht ausgeschieden. Beim Gesunden gibt es nun etwa 2–3 Stunden nach jeder Mahlzeit zur Einleitung der normalen Verdauung eine Basenflut im Körper. Diese Tatsache ist im 9-Uhr-Urin zu beobachten.

Die später wieder im Gesamtstoffwechsel des Körpers anfallenden Säuren werden zur Mittagszeit ausgeschieden. Um 15 Uhr geschieht das Gleiche wie etwa um 9 Uhr, d. h. die durch das Mittagessen erzeugte Basenflut kommt normalerweise im Harn zum Ausdruck, und abends um 18 Uhr ist wieder der Säure-Überschuss vorhanden, der durch Stoffwechselprozesse entsteht und der normal ist.

Bei Menschen mit einem gestörten Säure-Basen-Haushalt fehlt nun, wie die Kurven B und C zeigen, die Ausgleichsfähigkeit des Organismus, wobei der rhythmische Wechsel der Säure-Basen-Fluten kaum mehr angedeutet ist. Durch richtige Behandlung, vor allem durch Umstellung der Ernährung, kann die normale Ausgleichsfähigkeit wieder hergestellt werden, wie die Kurven D und E (vor und nach der Therapie) zeigen, wobei mit der Normalisierung des Säure-Basen-Haushaltes die alten rheumatischen Gelenkbeschwerden ebenso verschwanden wie die chronischen Verdauungsbeschwerden, Kopfschmerzen und Müdigkeit.

Zusätzlich lässt sich aus den Kurven ein Mittelwert errechnen, der so genannte mittlere Aziditätsquotient (Säure-Wert):

- normal: + 10% bis – 10%
- leichte Übersäuerung: + 10% bis + 30%

- mittelschwere Übersäuerung: + 30% bis + 50%
- schwere Übersäuerung: + 50% bis + 70%
- sehr schwere Übersäuerung: über 70%
- leichte Alkalose: – 10% bis – 60%
- schwere Alkalose: über – 60% (aber höchst selten).

Bei der überwiegenden Zahl der Messungen ist die Kurve in Richtung „zu sauer“ gestört und dabei meist auch noch in der Regulation blockiert, d. h. eine wellenförmige Bewegung der Säure-Basen-Fluten ist nicht möglich.

Dies ist dann ein deutlicher Hinweis für eine versteckte oder schon spürbare Übersäuerung, die dann alleinige Krankheitsursache sein kann bzw. die Begleiterscheinung vieler Krankheiten darstellt, wie sie im Kapitel „Säure frisst Löcher in die Gesundheit“ erörtert wurden.

Allgemeine Empfehlungen für ein gesünderes Leben

Die Ergebnisse meiner jahrelangen Untersuchungen zum Säure-Basen-Status möchte ich in folgenden Punkten zusammenfassen:

- Bei der überwiegenden Zahl der chronisch Kranken besteht eine Verschiebung des Säure-Basen-Haushaltes zur sauren Seite. Eine gezielte Behandlung kann eine Verbesserung des Gesamtbefindens herbeiführen, und es können örtliche Beschwerden beseitigt oder gelindert werden.
- Eine natürliche Schmerzbehandlung muss immer eine Entsäuerungstherapie als Grundlage haben.
- Die Ernährungsweise ist für die Aufrechterhaltung des Säure-Basen-Gleichgewichts von grundlegender Bedeutung. Der heutige Mensch sollte die genannten Kardinalfehler der Ernährung meiden und weniger Fleisch, dafür mehr Obst und Gemüse essen.
- Die gesamte Lebensweise ist zu ändern; mehr Bewegung, Wandern, Sport soll den Menschen in Schwung und zur Entsäuerung bringen.
- Auch die seelische Entsäuerung durch positives Denken (es gibt verschiedene Formen davon) ist eine starke Waffe im Kampf um einen guten Säure-Basen-Haushalt.

Die Abbildung der Säure-Basen-Waage soll Ihnen verdeutlichen, was alles im Laufe Ihres Lebens diesbezüglich schon eine Rolle gespielt hat oder noch eine Rolle spielen kann:

- genetisches Material
- Schwangerschaft
- Kindheit
- Ernährung
- Umwelt
- Beruf
- seelische Belastung
- Urlaub und Erholung
- Sport
- geopathische Belastung.

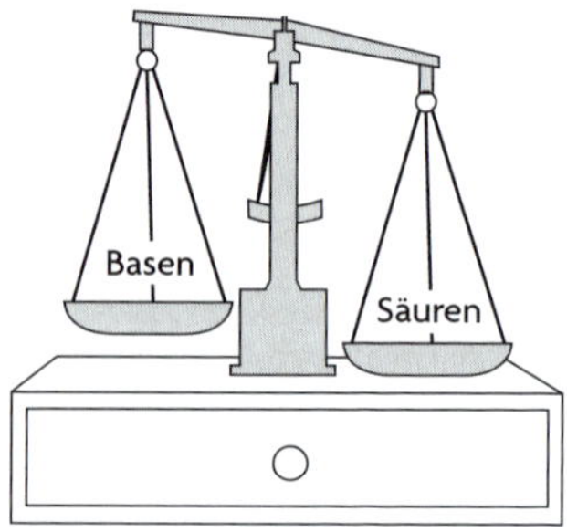

Hinsichtlich der Stressbelastung des Menschen kann laut hierzu durchgeführten Untersuchungen gesagt werden, dass eine gewisse Portion Stress (Eustress) sogar notwendig ist.

Ganz wichtig ist, und darum möchte ich Sie ganz besonders bitten, dass Sie die Erntsäuerung nicht mit innerem Widerstand über sich ergehen lassen, sondern sie freudig und mit Bewusstsein durchführen! Dann werden Sie doppelten Nutzen daraus ziehen können!

Sie müssen nicht immer an eine Entsäuerung denken, Sie sollten es aber immer öfter tun!

Es gibt in der Natur Pflanzen, die saure oder basische Böden bevorzugen. Der Mensch ist jedoch eine basische Pflanze: Sie wird klein und runzlig, wenn sie verkommt = sauer wird, und sie kann wieder aufblühen, wenn sie wieder gepflegt = basisch wird!

Achten Sie auf Ihre Gesundheit, denn: es gibt viele Krankheiten – aber nur eine Gesundheit!

Mein Wunsch ist es, dass diese Büchlein für viele ein guter Lebensbegleiter wird. Einen Spruch möchte ich Ihnen noch mit auf den Weg geben:

Versuchen Sie, noch heute etwas zu tun; verschieben Sie es nicht auf morgen, sonst wird aus dem Morgen ein ganzes Leben.

Patientenfragen

Oft gestellte Fragen sollen im Folgenden zur allgemeinen Erläuterung beantwortet werden.

Wie lange soll man sich entsäuern?

Dies ist fast die bedeutsamste Frage. Entsäuerung muss lebenslang durchgeführt werden, sie soll gleichsam eine Lebenseinstellung sein. Wichtig aber ist, dass alles ungezwungen bleibt, es darf kein Gesicht verbissen sein – „ich muss entsäuern", sonst wiegt die seelische Seite zu stark negativ. Sie können ruhig zeitweise „locker" dahinleben. Sie werden aber nach einer gewissen Zeit merken, dass sich vergangene Beschwerden wieder einstellen, und werden sich dann gerne der erlernten Verhaltensregeln erinnern.

Kann die Entsäuerung auch Nachteile haben?

Grundsätzlich hat eine Entsäuerung keine nachteiligen Wirkungen. Es kann jedoch anfangs vorkommen, dass durch den veränderten pH-Wert des Urins, der lange beim pH-Wert 5 und 6 war, jetzt oftmals bei 7 ist, eine alte, nicht ausgeheilte Nierenentzündung aufflackern kann. Dies ist kein Nachteil, irgendwann zu einer unpassenden Zeit wäre diese sicher ohnehin auftreten. Haben Sie Beschwerden, und lässt sich eine Entzündung im Urin feststellen, so unterbrechen Sie die Einnahme der Basenmedikamente, es kann sogar vorübergehend ein Antibiotikum notwendig sein, um die alte Entzündung sicher auszuheilen. Danach dürfen Sie wieder entsäuern.

Bei Freunden oder Verwandten beobachte ich Krankheiten, die aus der Übersäuerung kommen; diese glauben mir aber nicht.

Dies ist oft zu beobachten, es ist eine menschliche (Un-) Tugend, etwas Gutes nicht sofort anzunehmen. Das Schöne an der Ernährung im Säure-Basen-Gleichgewicht ist doch, dass alles gegessen werden darf; nur die Mengen und Zeiten müssen geändert werden. Aber selbst dies ist für manche Menschen schon ein starker Eingriff in ihr gewohntes Leben.

Welche Möglichkeit der Entsäuerung ist die beste?

Die Grundlage soll eine ausgewogene Ernährung sein, daneben dienen die verschiedenen Mineralgemische als Nahrungsergänzung. Herausgestellt wurden die zwei Hauptwege der Entsäuerung:

- Zufuhr von Natriumbicarbonat, das zur Neutralisierung von Salzsäure führt und
- die Zufuhr von Milchsäure im Brottrunk nach Kanne, die Säuremoleküle biochemisch „verbrennt". Ähnlich wirkt auch die Zufuhr von Zitronensäure in Mineralgemischen.

Welche Krankheitszeichen deuten auf eine Übersäuerung hin?

Zum besseren Verständnis sind hier die wichtigsten Krankheitszeichen von Kopf bis Fuß zusammengestellt. In der Humoraldiagnostik (dem Erkennen von Krankheiten aus der Säftelehre), einer diagnostischen Möglichkeit, die schon von Ärzten in der Antike angewandt wurde, können wir dies wie in einem Bilderbuch ablesen:

- Kopfbereich:

  Häufige Kopfschmerzen ohne ersichtliche Ursache; blasse Gesichtsfarbe; empfindliche Augen mit Entzündungen der Bindehaut, der Hornhaut und der Lidränder; häufige Erkältungen und Stirn- und Nasennebenhöhlenentzündungen; vergrößerte Mandeln und wiederkehrende Mandel- und Halsentzündungen; Polypen; allergische Reaktionen; empfindliche Reaktionen der Zähne auf kalte und heiße Speisen; Zahnkaries; wechselnde Zahnschmerzen ohne Befund (Neuralgien); Zahnfleischentzündungen und Zahnfleischschwund; Einrisse im Mundwinkel

- Brustbereich:

  Bronchialerkrankungen; Entzündungen und unklare Schwellungen der weiblichen Brustdrüse, auch beim Stillen; unklarer Herzdruck ohne krankhaften EKG-Befund

- Bauchbereich:

  Sodbrennen mit saurem Aufstoßen; Magenkrämpfe, Magenschmerzen und Magenschleimhautentzündungen bis hin zum Magengeschwür; Gallenstein; Darmkrämpfe; Brennen beim Stuhlgang, Bildung von Analekzemen; Stuhlentfärbung als Zeichen einer Leberschwäche; Reizblase; Nieren- und Blasenstein; ständig übersäuerter Urin

- Wirbelsäule und Gelenke:

  Osteoporose (Kalkmangel durch Calciumabbau im Knochen); Neigung zu spontanen Knochenbrüchen bei älteren Menschen; verzögerte Heilung nach Knochenbrüchen; Rheuma, besonders Weichteilrheuma; Arthrose; Arthritis; Wirbelverschiebungen; Bandscheibenvorfall; Wirbelsäulensyndrom

- Haut und Anhangsgebilde:

  Akneerkrankung; Schweißgeruch durch übersäuerten Schweiß; trockene Haut mit Neigung zu Hautentzündungen; Entzündungen und Ekzembildungen der Körperöffnungen; Hautpilzerkrankungen; wechselnder Juckreiz bis hin zum Nesselfieberausschlag; Brüchigkeit von Nägeln und Nagelverformungen

- Nervensystem:

  Antriebsschwäche; Energielosigkeit; Traurigkeit ohne Grund mit depressiven Verstimmungen und Selbstmordgedanken; Reizbarkeit mit Aufbrausen; nervlich geringe Belastbarkeit mit innerer Unruhe, Schreckhaftigkeit und Überempfindlichkeit; häufige Neuralgien; Schlaflosigkeit

- Allgemeiner Energiezustand:

  Chronische Müdigkeit, Ermüdbarkeit selbst nach längerer Schlafphase; Antriebsschwäche; Gefühl der Schwere in Armen und Beinen; kalte Hände und Füße; erhöhte Anfälligkeit für Infektionen (Erkältungen, Halsentzündungen, Bronchitiden)

Wie wirken Säuren und Basen im Organismus zusammen?

Bei der ganzheitlichen Säure-Basen-Betrachtung ist es wichtig zu wissen, wie das Zusammenspiel im Körper zustande kommt:

- Zufuhr von Säuren und Basen von außen durch die Nahrung
- innere Bildung von Stoffwechselschlacken
- innere Zufuhr krankhafter Säuren bei chronischer Darmgärung und bei der Zuckerkrankheit
- Ausfuhr von Säuren und Basen über Niere und Darm

- Ausscheidung von Kohlensäure über die Lunge
- Bildung von Salzsäure und Natriumbicarbonat im Magen,
- Beschaffenheit und Fassungsvermögen der Speicher für Säuren und Basen
- Regulation und Zusammenspiel aller dieser Organe.

Was sind Heilreaktionen?

Durch Fasten entstehen verschiedene Veränderungen im Körper, dabei werden Stoffwechselschlacken freigesetzt, die meist Säuren darstellen, über das Blut zum Gehirn gelangen und dann Erscheinungen äußerster Unlust hervorrufen können. Im Körper sind durch die akute Übersäuerung an schon belasteten Stellen im Muskel-, Binde- und Knochengewebe ziehende Schmerzen zu verspüren.

In dieser Zeit muss auf die Ausleitung der Säuren besonders geachtet werden. Die natürlichen Ausleitungsorgane des Menschen sind der Darm, die Nieren, die Lungen und die Haut. Der Darm wird angeregt durch milde Abführlösungen, die Niere durch ausreichendes Trinken (2–3 Liter am Tag), die Lungen durch bewusstes Ausatmen und Bewegung, die Haut durch Bürstenmassagen und Schwitzen (Sauna).

Quo vadis, du saurer Mensch?

Diese Überschrift gab ich einem Aufsatz, der in der Zeitschrift Erfahrungsheilkunde 8/1996 erschienen ist. Ich hatte darin versucht, den derzeitigen Stand der Säuresituation des heutigen Menschen darzustellen. Wie soll der Mensch gesund bleiben, der auf dieser Erde leben muss? Bislang war die konventionelle Meinung, dass ein gesunder Mensch alle Belastungen von außen regulieren kann, dass er seine Stoffwechselsäuren alle auszuscheiden vermöge. Es ist richtig, dass ein gut funktionierender Stoffwechsel sich im natürlichen Säure-Basen-Gleichgewicht halten kann. Nehmen wir einen Idealmenschen, der sich ausgewogen ernährt, der auf seine Essrituale achtet, der sich ausreichend körperlich bewegt, der auch seine Gedankenwelt in Ordnung hält, der gar keinen Disstress aufkommen lässt – dieser Mensch wird auch völlig gesund sein. Aber wo finden wir IHN?

Ganz wenige erfüllen diese Bedingungen. Als ein leuchtendes Vorbild möchte ich den Arzt Dr. Karl Windstosser herausstellen, der vor kurzem 90 Jahre alt geworden ist, in völlig geistiger Frische und Tatkraft. Er hat sein ganzes Arztleben dem Erforschen und Behandeln besonders der Krebskrankheit und auch der chronischen Übersäuerung gewidmet. Er hat sein leben nach einer basischen, vollwertigen Ernährungsform ausgerichtet. Er sollte ein Vorbild für uns alle sein! Prinzipiell wäre dies auch nicht schwer, wenn nicht der „innere Schweinehund" immer wieder nach anderen Gelüsten rufen würde. Und wie leicht lassen wir uns doch heute ablenken! Sei es der Gedanke an vergangene schöne Freuden oder auch die Verlockung der Werbung! Hier werden im Fernsehbild die Säuren als gar zu verlockend dargestellt! Aus menschlicher Sicht kann manches entschuldigt werden, wenn nur der Ausgleich immer wieder stattfinden würde. Aber auf einen Ausgleich der Säurelastigkeit müssen viele Körper jahrelang warten, bis es in manchen Fällen spät bzw. zu spät geworden ist. Die so genannten „Zivilisationskrankheiten" nehmen immer mehr zu (siehe die entsprechenden Kapitel). Die Herz-Kreislauf-Krankheiten nehmen immer noch den 1. Platz der Todesursachen ein.

Viele Patienten haben mir auch schon berichtet, dass sie wieder in einen „menschlichen Schlendrian" hineingekommen waren. Sie konnten sich an mein Büchlein erinnern, haben nachgelesen und ihre Fehler selbst wieder bemerkt. Ein Auffrischen des alten Wissens und ein erneutes Entsäuern befreiten sie erneut aus dem Säuretief.

Es ist leider bedauerlich, dass die geschilderten, biochemisch einfach erfassbaren Tatsachen in der derzeitigen klassischen Medizin nur am Rande berücksichtigt werden. Machbare Gesundungen scheinbar unheilbarer Krankheitszustände belegen den Erfolg der Entsäuerungstherapie. Bereits unsere ärztlichen Vorfahren hatten diese Tatsachen beobachtet und ihre therapeutischen Folgerungen daraus gezogen. Warum sollte dies nicht auch heute wieder möglich sein? Dann wird so mancher Irrweg des „sauren Menschen" ein sicheres Ende finden.

Anderenfalls wird die Zahl der chronisch Kranken immer mehr zunehmen. Jedes zweite Kind leidet bereits an chronischem Hautausschlag oder Neurodermitis. Das Heer der Rücken- und Fußkranken wird immer größer. Das Krankenversicherungssystem steht kurz vor der finanziellen Katastrophe. Bis zum Jahr 2000 werden noch einschneidende Veränderungen spürbar werden. Die Behandlungszeiten einer Kurmaßnahme werden verkürzt. Aus der Sicht der Entsäuerung zu Recht, denn in 3 Wochen richtig ernährt und entsäuert ist wertvoller, als in 4 Wochen „sauer ernährt und nicht entsäuert". Vor kurzem führte ich ein Gespräch mit dem Chefarzt einer geriatrischen Reha-Klinik. Es stimmt mich nachdenklich, dass es auch für ihn als Chefarzt nur schwer realisierbar ist, die Ernährung für einen chronisch kranken alten Menschen (mit Sicherheit mit zugleich chronischer Übersäuerung) in eine basische Ernährungsweise zu ändern, die eben viele Beschwerden biochemisch natürlich lindern kann.

Erschreckend für mich aus der jahrelangen Erfahrung mit der Blutmessung nach Jörgensen ist das Absinken der Pufferkapazitäten. Zunehmend sind auch junge Frauen betroffen, die dann oft an chronischen Verdauungsstörungen, Pilzerkrankung des Darmes bzw. des ganzen Körpers, Wetterfühligkeit, Ohrengeräusche, Schwindelzustände, Haarausfall und chronischen Hautveränderungen leiden.

Aktuell und sicher auch in vielen Fällen notwendig ist die Senkung des Cholesteringehaltes. Teure Medikamente werden dafür eingesetzt. Vergessen wird dabei aber die biochemische Kraft der Leber, die ja wieder selbst in das Säure-Basen-Geschehen eingebunden ist und ihre höchste Kraft im basischen Bereich hat. Als Beispiel möchte ich einen 75-jährigen Patienten erwähnen, der nach Herzinfarkt eine plastische Korrektur der Herzkranzgefäße erhielt und der die strikte Einnahme eines fettsenkenden Medikaments aufgetragen bekam. Das Cholesterin war gesenkt, aber er fühlte sich völlig elend und kraftlos. Die Säuremessung im Blut ergab völlig verminderte Pufferwerte. Erst die Entsäuerung gab diesem Mann wieder eine normale Lebenskraft und wieder Freude am Leben.

Vor kurzem kam ein Handwerker in die Sprechstunde, voll von Unruhe, Druck auf dem Herzen, unklaren Bauchschmerzen, Schlaflosigkeit. Er sagte selbst, „er ist ganz ausgelaugt". Bedenken wir hier die Bedeutung dieses Sprichworts: „Ich fühle mich wie ausgelaugt" – bezeichnet es doch den wahren biochemischen Zustand unseres Körpers! Die Blutmessung ergab für einen Mann schwerste Verminderungen der Pufferwerte für die Säure im Blut. Nach einer speziellen Baseninfusion waren die schlimmsten Beschwerden leichter und er konnte eine dringende Terminarbeit fertig stellen. Natürlich ist für diesen Menschen die nachfolgende Ordnung seiner Ernährung, und vorübergehend auch die Einnahme von basischen Mineralpräparaten, notwendig.

Wir alle haben es also in unserer Hand, was wir aus unserer Gesundheit machen. Und Gesundheit können Sie sich nirgendwo kaufen, die echte, wahre Gesundheit müssen Sie sich selbst erarbeiten. Wenn Sie zu dieser Einsicht gekommen sind, dann haben Sie den Schlüssel für ein weiteres, wertvolles, schmerzfreies oder schmerzärmeres Leben bereits in Ihrer Hand!

Literatur

Bachmann/Schleinkofer: Natürlich gesund mit Kneipp. 2. Auflage. Trias, Stuttgart 2000

Deutscher Naturheilbund, Jahrbuch 1992

Friebel-Röhring/Wellmann: Wer ist Gesundheits-Killer Nr. 1! 4. Auflage. Ariane-Verlag, Königstein 2003

Markus/Finck: Ich fühle mich krank und weiß nicht warum. 14. Auflage. Ehrenwirth Verlag, München 1995

Mayr: Leichte bekömmliche Bioküche. 6. Auflage, K. F. Haug Verlag, Stuttgart 2000

Rauch: Blut- und Säfte-Reinigung. 21. Auflage, K. F. Haug Verlag, Stuttgart 1998

Rauch/Mayr: Milde Ableitungs-Diät. 19. Auflage, K. F. Haug Verlag, Stuttgart 2001

Rauch: Die Darmreinigung nach Dr. med F. X. Mayr. 42. Auflage, K. F. Haug Verlag, Stuttgart 2002

Walb/Heintze: Original Haysche Trennkost. 44. Auflage, K. F. Haug Verlag, Heidelberg 1996

Adressen

Bezugsquellen

Labor Dr. Bayer (für Sander-Test)
Bopserwaldstr. 26
70184 Stuttgart
Telefon 0711/64180

Greisinger electronic GmbH
(Bezugsadresse für die pH-Messeinheit nach Jörgensen)
Hans-Sachs-Str. 26
93128 Regenstauf
Telefon 09402/93830
www.griesinger.de

Internet

www.saeure-basen-forum.de
www.better-bones.com

Register

UNSER LESER-SERVICE FÜR SIE

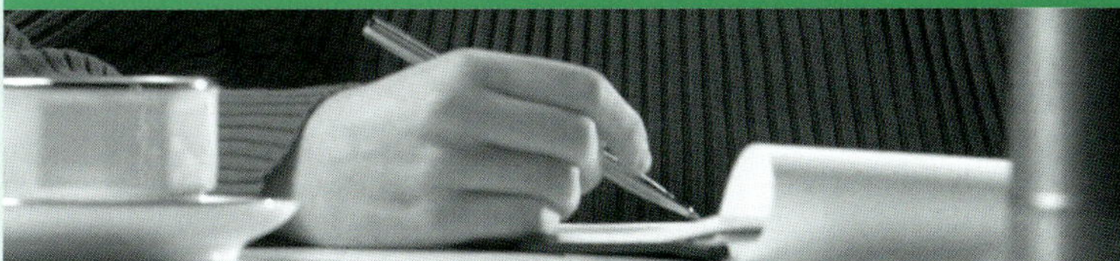

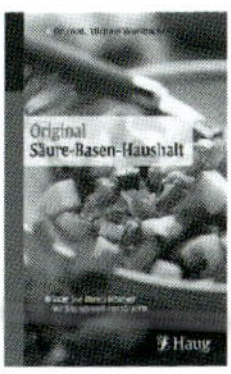

Liebe Leserin, lieber Leser,

wir freuen uns, dass wir Ihnen mit diesem Buch weiterhelfen konnten. Fragen zum Inhalt dieses Buches leiten wir gern an die Autorin oder den Autor weiter.

Auch Anregungen und Fragen zu unserem Programm wie auch Ihre Kritik sind uns herzlich willkommen!

Denn: **Ihre Meinung zählt.**
Deshalb zögern Sie nicht – schreiben Sie uns!

Ihre

Dr. Elvira Weißmann-Orzlowski

- Adresse: Lektorat Haug Verlag
  Postfach 30 05 04
  70445 Stuttgart
- E-Mail Leserservice: heike.bacher@medizinverlage.de
- Fax: 0711-8931-748